ÉTUDE

SUR

LA SCLÉROSE DU MYOCARDE

(MYOCARDITE SCLÉREUSE HYPERTROPHIQUE PRIMITIVE)

DE SON IMPORTANCE DANS LA

PATHOGÉNIE DES ACCIDENTS ASYSTOLIQUES

(MYOCARDITE SCLÉREUSE SECONDAIRE)

AVEC 2 PLANCHES EN CHROMOLITHOGRAPHIE.

PAR

Le Dr Ed. JUHEL-RÉNOY

Ancien interne des hôpitaux de Paris et de l'hôpital des Enfants-Malades,
Lauréat des hôpitaux (Concours des internes, 1re mention),
Membre titulaire de la Société clinique.

PARIS
OCTAVE DOIN, ÉDITEUR
8, PLACE DE L'ODÉON, 8

1882

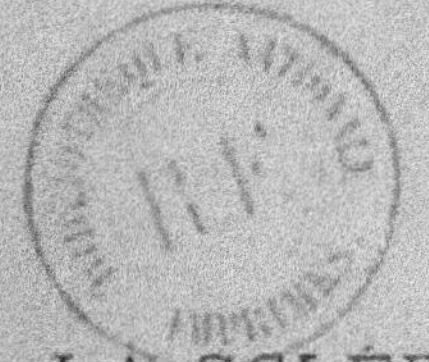

ÉTUDE

SUR

LA SCLÉROSE DU MYOCARDE

(MYOCARDITE SCLÉREUSE HYPERTROPHIQUE PRIMITIVE)

———

DE SON IMPORTANCE

Dans la pathogénie des accidents asystoliques

(MYOCARDITE SCLÉREUSE SECONDAIRE)

———

AVEC 2 PLANCHES EN CHROMOLITHOGRAPHIE.

———

ÉTUDE

SUR

LA SCLÉROSE DU MYOCARDE

(MYOCARDITE SCLÉREUSE HYPERTROPHIQUE PRIMITIVE)

DE SON IMPORTANCE DANS LA

PATHOGÉNIE DES ACCIDENTS ASYSTOLIQUES

(MYOCARDITE SCLÉREUSE SECONDAIRE)

AVEC 2 PLANCHES EN CHROMOLITHOGRAPHIE.

PAR

Le D^r ED. JUHEL-RÉNOY

Ancien interne des hôpitaux de Paris et de l'hôpital des Enfants-Malades,
Lauréat des hôpitaux (Concours des internes, 1re mention),
Membre titulaire de la Société clinique.

PARIS
OCTAVE DOIN, ÉDITEUR
8, PLACE DE L'ODÉON, 8
—
1882

ÉTUDE

SUR LA

SCLÉROSE DU MYOCARDE

(Myocardite scléreuse hypertrophique primitive)

———

DE SON IMPORTANCE

DANS LA

PATHOGÉNIE DES ACCIDENTS ASYSTOLIQUES

(MYOCARDITE SCLÉREUSE SECONDAIRE)

———

AVANT-PROPOS.

Ce travail n'est pas une œuvre de simple critique des faits décrits dans ces derniers temps. C'est l'exposé de recherches histologiques et cliniques auxquelles je me suis livré depuis deux années consécutives dans les laboratoires du professeur Ranvier et du docteur Cornil. L'an dernier, mon savant maître, le docteur Rigal, voulut bien m'associer à une série de recherches dont nous avons publié les résultats principaux dans les Archives générales de médecine, (n°s d'août et septembre 1881). Depuis lors, j'ai continué pour mon compte personnel ces recherches, et ce sont les points que je crois nouveaux, qui constituent la partie principale de ce travail.

Comme l'a dit excellemment le professeur Lasègue dans son traité des angines, « celui qui se résout à écrire se trouve en présence de deux conditions extrêmes qui le remplissent d'une égale inquiétude : où il voit à mesure qu'il avance dans sa recherche, les matériaux s'accumuler et diminuer d'autant la part de sa contribution originale ou au contraire il s'effraie de la pénurie des documents, et, comme étonné de sa solitude, il finit par se demander jusqu'à quel point la question n'a pas été délaissée faute d'un suffisant intérêt » (Ch. Lasègue, Traité des angines page 2.)

Nous devons à la vérité de dire que c'est surtout par la pauvreté des documents que se fait remarquer l'histoire anatomique et clinique du myocarde.

Tandis en effet que le jeu des valvules est le sujet des investigations les plus patientes, le cœur dans ce qu'il a de plus simple, de plus essentiel, de plus vivant, s'il est permis de s'exprimer ainsi, est laissé dans l'oubli.

Et cependant, c'est ici que l'on peut vraiment dire que l'organe frappé est l'organe noble par excellence : n'est-ce pas celui qui règle le jeu de toute la machine humaine qui, lorsqu'il vient à faiblir, trouble si profondément le poumon et le foie, tandis que la circulation toute entière, la nutrition dans ce qu'elle a de plus intime, ressent si rapidement le contre-coup de cette affection ?

Comment concilier cet oubli, avec cette importance prépondérante, hiérarchique, que possède le cœur sur l'appareil valvulaire?

Que penser d'un constructeur de pompes tout occupé du jeu des soupapes et négligeant le piston moteur?

Quoiqu'il en soit de ces regrets, les paroles que nous rapportions plus haut s'appliquent d'une façon absolue à celui qui se résout à écrire un chapitre de la myocardite et plus encore de la myocardite chronique. Tandis que d'habiles praticiens étudiaient la myocardite des fièvres, la myocardite chronique était délaissée, disons mieux, ignorée.

Il est certain que les documents valables, précis, tels en un mot que l'exigent la clinique et l'anatomie pathologique modernes sont rares, nuls en ce qui concerne la partie clinique. D'où vient cet abandon? Voici notre opinion. A l'heure actuelle, il existe encore certains médecins contestant l'utilité pratique des études histologiques, désireux qu'ils sont de confiner en quelque sorte les micrographes en leur laboratoire, tandis que seuls ils resteraient possesseurs du domaine de la clinique; il est bon, pensons-nous, de montrer quel appui mutuel ces deux branches de la médecine peuvent se prêter, et il n'est que juste de répéter que ni l'une ni l'autre ne sont tributaires, mais solidaires.

Il est rare, pour ne pas dire presque impossible, de découvrir une maladie nouvelle; les procédés d'investigation clinique ne vont-ils pas en effet progressant chaque jour? mais ce qui est sinon facile, du moins possible, c'est de réviser quelques chapitres de pathologie que l'on croyait définitivement achevés et qui ne sont qu'ébauchés. La pathologie du myocarde est le vivant exemple de ce que nous avançons.

Tandis que depuis le commencement du siècle, chaque génération médicale apportait son contingent d'observation clinique, chaque maître analysait plus minutieusement la physiologie pathlogique des affections valvulaires, la myocardite au contraire, ou mieux encore le cœur était délaissé. Etait-ce abstention forcée ou volontaire? Nous inclinerions fort à croire ce dernier motif. L'immortelle découverte de Laënnec finit à peine de révolutionner les esprits, et la phalange de médecins qui survécut à notre illustre compatriote s'adonna avec un entrain superbe à l'auscultation. Ce fut le temps des longues discussions physiologiques touchant le rythme, les bruits du cœur; les souffles symptomatiques d'insuffisance ou de rétrécissement valvulaire furent soumis à un nouveau contrôle, les finesses d'auscultation vinrent en scène; (bruits présystoliques, roulement, dédoublement, enfin ces dernières années, l'auscultation cardiaque fut encore étudiée plus minutieusement, et chacun sait quelle part revient à M. le professeur Potain et à ses élèves dans ces progrès. Du myocarde, il n'en était question. Quelques opinions anciennes acceptées sans contrôle sur le rôle de l'ectasie cardiaque de la dégénérescence graisseuse, de l'hypertrophie, de l'hypersarcose rendaient compte de tous les faits et chacun se tenait ou se disait satisfait. A la vérité de temps à autre en France et à l'étranger on revendiquait pour le muscle cardiaque une part prépondérante dans l'histoire clinique, mais il faut l'avouer, ces protestations restaient sans écho, il semblait que chacun eût son siège fait sur la question. Ce n'est point ici le lieu de nommer les auteurs bien rares qui soutinrent une telle opinion; on en trouvera la liste au chapitre historique.

On jugera peut-être téméraire de notre part de tenter pareille aventure, alors que des cliniciens consommés passent sous silence le chapitre de la myocardite. A cela nous dirons, que si notre expérience clinique n'est pas vieille, nous avons tâché d'y suppléer par une observation rigoureuse et patiente, et que nous avons été dirigé dans cette voie par notre maître, le Dr Rigal, qui depuis quelques années s'occupait de cette question. Enfin, nos recherches micrographiques pendant deux années entières, nous ont donné un nombre de faits suffisamment imposant pour qu'il nous soit permis d'écrire, sans trop d'audace, ce chapitre.

Quoique nombreux, les matériaux réunis pour la confection de ce mémoire sont encore notoirement insuffisants pour tracer une étude complète de la myocardite chronique, aussi n'est-ce que le premier chapitre de recherches en voie d'exécution. La physiologie expérimentale, est en effet, à l'heure actuelle un étalon exquis pour la vérification des faits, et si la nature, en créant de toutes pièces des types morbides défiant les expérimentateurs les plus consommés décourage parfois, il n'est que juste de reconnaître que, lorsqu'à l'expérience clinique vient s'ajouter l'expérience « expérimentale » la lumière est bien près d'être faite.

C'est un devoir étroit pour nous d'inscrire en tête de ces pages le nom de notre cher maître le Dr Rigal ; grâce à ses bienveillants conseils nous avons pu esquisser ce sujet. Qu'il reçoive le public hommage de notre profonde et respectueuse reconnaissance.

INTRODUCTION. — DIVISION DU SUJET.

Ce travail contient deux chapitres distincts.

Dans le premier, nous nous sommes attaché à décrire une forme clinique spéciale de myocardite dans laquelle l'appareil valvulaire reste sain du commencement à la fin, et qui, par conséquent, constitue à elle seule un type défini d'affection cardiaque. C'est cette maladie que M. le Dr Rigal et nous même avons décrit sous le nom de myocardite scléreuse hypertrophique (*loc. cit.*). En ce qui nous concerne, nous eussions préféré réintroduire après Bristow le nom de cirrhose cardiaque, si nous n'avions pas craint de faire revivre une dénomination oubliée. Le nom de myocardite implique en effet une idée inflammatoire qu'il serait téméraire de nier, mais encore plus d'affirmer, enfin l'affection revêt une marche lente, chronique, ce qui est, comme chacun sait, la modalité suivant laquelle évoluent les cirrhoses.

Dans le second chapitre de notre thèse, nous pensons démontrer l'influence considérable que l'on doit attribuer au changement de texture du muscle cardiaque, dans la production des accidents asystoliques.

Au chapitre historique, nous citerons les rares auteurs qui se sont occupés de cette question, ce qui d'autre part, nous dispensera d'une bibliographie d'ailleurs fort restreinte.

Le chapitre *Anatomie pathologique* comprendra deux parties distinctes : A. Anatomie. macroscopique. B. Anatomie microscopique. C'est, il faut le dire de suite, la plus importante.

Nous aborderons alors la symptomatologie générale de la myocardite scléreuse.

L'*Etiologie* nous retiendra plus longtemps, car l'influence des diathèses est considérable et elles occupent le premier rang parmi les causes déterminantes. Eclairés par l'étiologie, nous tenterons un chapitre de *Physiologie pathologique* qui malheureusement manquera de cet adjuvant si utile, la pathologie expérimentale. Nous espérons pouvoir donner avant peu ce corollaire obligé.

Dans le chapitre *Diagnostic* nous passerons en revue les nombreuses affections journellement confondues avec la myocardite. Ce qui nous restera à dire du pronostic et du traitement sera malheureusement trop court, non pas faute de médication, mais faute de médicaments. Quelque décevant que soit cet aveu, il est opportun de le faire, pensons-nous, car mieux vaut avouer son impuissance que se lancer à la poursuite de données thérapeutiques irréfléchies.

HISTORIQUE

Période Ancienne. — Quoique l'on soit dans l'habitude de compulser les auteurs anciens lorsqu'on traite d'une maladie, nous manquons volontairement à cette tradition, qui dans l'espèce serait sans grand profit. Il suffit de parcourir les traités de pathologie (et nous parlons des plus modernes) pour se convaincre que l'histoire de la myocardite chronique est de date toute récente. Cette pénurie de documents peut être attribuée à cette pétition de principes par laquelle les anciens déclaraient que le cœur ne pouvait souffrir. C'était l'idée régnante du temps de Celse, de Pline, d'Arétée ; Galien vint confirmer cette opinion de tout le poids de son autorité.

XVI⁰ Siècle. — Si nous arrivons à Fernel, Fabrice de Hilden, nous voyons un mot nouveau, le « *Carditis* » ; mais la lecture de ces auteurs démontre jusqu'à l'évidence que c'était bien encore lettre close pour eux, et qu'ici le mot remplaçait la chose, ainsi qu'il advient souvent. Cependant il n'est que juste de reconnaître que si le côté clinique manquait (ce qui ne peut surprendre si l'on examine l'état de la question de nos jours), il n'en allait pas de même pour la partie anatomique.

XVII⁰ Siècle. — Dans sa 17ᵉ lettre, Morgagni, signale l'influence de l'alcoolisme.

Dans sa 18ᵉ lettre, il est encore plus explicite, et, rappe-

lant l'histoire d'un cordonnier à l'autopsie duquel on trouva
le cœur notablement hypertrophié, il s'exprime ainsi :
« Les valvules n'avaient aucune altération, les tendons rai-
« des, et la dureté des parois était telle qu'un scalpel en-
« foncé avec une grande force ne pouvait les fendre qu'avec
« peine, tandis qu'on voyait dans les parties une subtance
« intermédiaire entre la nature du cartilage et celle du liga-
« ment. » (t. 1, p. 378, édit. 1837.)

Dans sa 21ᵉ lettre, il est aussi précis. « Vitium hoc carnis
« cordis in tendineam naturam degenerantis quo magis ab
« interiore ventriculi facie ad exteriorem pergebat ».

Columbus Albertini vit la substance du cœur d'une consistance tendineuse, et Boerhave fit la même remarque.

D'après Bernheim, on trouverait dans le Sépulchretum
d'Anatomie pathologique de Th. Bonnet, des observations
de myocardite.

Quoiqu'il en soit, on peut résumer en deux mots, cette
longue période. Inconnue des anciens, la myocardite fut en-
trevue dès le 17ᵉ siècle par les anatomo-pathologistes.

XIXᵉ SIÈCLE. — Entre cette période et celle qu'inaugure
Laënnec, il n'y a rien à signaler intéressant directement
notre sujet. Laënnec, dans le chapitre qu'il consacre à la
cardite déclare que l'inflammation qui affecte la substance
musculaire du cœur est peu connue sous le double rapport
de l'anatomie pathologique et de la symptomatologie.
(Traité de l'Auscultation, p. 828). Il faut bien déclarer,
qu'ici Laënnec fut moins heureux qu'à l'habitude et que
la théorie de l'ulcération de l'endocarde qu'il édifia pour
expliquer la production de la myocardite était erronée de
tous points ; au reste pour lui, comme pour ses devanciers

la seule caractéristique anatomique de la myocardite est la formation d'un abcès.

Corvisart (op. cit., p. 171) dans deux chapitres importants. « De l'endurcissement du tissu musculaire du cœur » et « de la transformation du tissu musculaire en substance « cartilagineuse et osseuse » donne deux observations dé-détaillées.

Il vit chez un homme mort d'hypertrophie du ventricule gauche du cœur, la pointe de l'organe, les colonnes charnues du ventricule gauche converties en cartilage, c'est-à-dire en tissu fibreux. C'est là véritablement la première observation régulière de myocardite scléreuse. (Journal de médecine par MM. Corvisart, Leroux et Boyer, 1ᵉʳ janvier 1816).

Dès ce moment les documents deviennent plus nombreux, mais en revanche peu précis et les recueils des Sociétés savantes, les bulletins de la Société anatomique enregistrent très rarement des faits de myocardite chronique. Point n'est besoin de dire que la partie clinique n'existe pas.

Malgré ces travaux, les altérations anatomiques du myocarde étaient inconnues dans leur forme chronique.

La cardite, c'est-à-dire la myocardite aiguë prenait rang en tant qu'entité anatomo-pathologique mais les formes chroniques étaient résolument niées.

Le Dictionnaire des sciences médicales 1821, aux articles « Cardite et Cœur » est muet ; cependant l'auteur dit que « quoique les signes pendant la vie soient fugaces et peu constants, ce n'est pas une raison pour nier la maladie, dont on retrouve les traces non équivoques après la mort. »

Chomel, in Dict. de méd. (1822) ne parle pas de cette affection.

Cruveilhier consigne l'affection, donne une théorie sur l'irritation de transformation, et passe outre.

Les auteurs du « Compendium de médecine » aux articles « Cardio-sclérose et cardite », signalent à titre de curiosité une dégénérescence fibreuse des piliers et ils disent que les travaux de MM. Bouillaud, Reynaud, Littré, Hope ont répandu une grande lumière sur l'histoire de cette maladie (p. 336). Nous pensons que cela est exagéré peut-être.

Sobernheim (Prakt. Diagn. der inner Kraukh, Berlin 1837) donne le nom de myocardite à des cas de cardite en faisant ainsi le synonyme du précédent et introduisant un mot, qui est définitivement resté dans la science.

Beaucoup plus important est le mémoire d'Hamernyck qui marque un progrès capital dans l'étude de la myocardite (Médicinische Jarberich, Wien 1843). Deux faits importants se dégagent de ce court mémoire : la prédominance des lésions scléreuses sur le cœur gauche et en particulier sur les piliers du dit ventricule, et, consécutivement à cette transformation, la possibilité d'une insuffisance valvulaire en l'absence de toute lésion des valvules.

La partie clinique se résume pour lui en trois symptômes : irrégularité du cœur, altération du choc cardiaque, irrégularités du pouls. Comme on le voit, autant la partie anatomique était mise en lumière, autant l'étude clinique restait dans l'ombre. Ces travaux restèrent ignorés chez nous, quoique Cruveilhier, Andral signalassent des faits semblables.

1853. — Vers la même époque, Beau qui devait apporter un si bel appoint aux affections cardiaques écrivait les lignes suivantes : « On rencontre souvent des maladies du cœur caractérisées par les symptômes rationnels les plus positifs

dont la gravité augmente jusqu'à ce que les individus succombent, et l'on ne trouve pas à l'autopsie des lésions qui
expliquent suffisamment les symptômes observés et la
mort. » (Beau, Arch. gén. Méd. 1853, p. 15.)

Lorsque le médecin de Cochin écrivait ces mots, avait-il
en vue les cas assez nombreux qu'il observait, et où l'appareil valvulaire étant sain, force était faite de rapporter au
tissu musculaire lui-même, les symptômes observés pendant
la vie ? Il serait téméraire de prendre parti aussi bien pour
la négative que pour l'affirmative, mais ce qui résulte clai-
rement pour nous des paroles rapportées plus haut c'est
que depuis longtemps les cliniciens, et en particulier Beau,
avaient remarqué ces faits. L'interprétation donnée par ces
auteurs était-elle juste ? c'est ce que la fin de ce chapitre
nous apprendra. Pour le dire dès l'instant il était impossible
aux cliniciens d'alors de fournir la solution du problème ;
seule en effet l'anatomie pathologique microscopique était
en mesure de donner la réponse ; or l'on sait combien
étaient rares les examens histologiques il y a une trentaine
d'années et surtout combien ils étaient incomplets.

A partir de cet instant, quelques noms d'histologistes
doivent être cités, car la question est entrée dans une nouvelle phase. Les micrographes en examinant indistincte-
ment les viscères eurent l'occasion d'observer de temps à
autre des faits de cirrhose cardiaque qu'ils consignèrent
brièvement ; mais jamais aucun travail d'ensemble ne fut
fait, du moins à notre connaissance, sur ce sujet. Toutes les
recherches entreprises conduisent les auteurs à ce fait : que
la myocardite scléreuse doit produire les anévrysmes du
cœur.

C'est ce que Dittrich soutint dans les Archives de Prague
(1852) ; l'année suivante Forget de Strasbourg (Rech. clin.

sur l'anévrysme du cœur. Gaz. méd., 1855, p. 208) reprenait ce chapitre et concluait que la condition essentielle à la production des anévrysmes est la myocardite ; ce fut aussi l'opinion de Mercier (Gaz. méd. 1857). Woillez passe sous silence l'affection (Dict. de l'auscultation) ; Valleix et son annotateur Lorrain écrivaient en 1866 « qu'on n'avait aucun fait authentique de cardite chronique », ce qui équivalait à nier la maladie.

Ces mémoires passèrent inaperçus et la preuve en est fournie par les traités de Bouillaud, de Gendrin, si complets en ce qui concerne la pathologie cardiaque et qui sont à peu près muets sur la myocardite.

Les pathologies de Monneret, Tardieu, Grisolle, ne fournissent aucune donnée. « La cardite est toujours consécutive à une endopéricardite. » (Tardieu, Man. de Path, 224) même phrase répétée dans Grisolle (Path. Int. T. I. p. 455) qui ajoute : « On a encore parlé de cardite chronique, mais rien ne prouve jusqu'à présent que ces lésions soient consécutives à un travail inflammatoire. Il n'existe aucun signe capable de faire reconnaître ou même soupçonner une cardite. » (*Loc. citat.*).

C'est Stokes qui le premier, donne à la myocardite une place importante. Ayant en vue surtout celle qui résulte des intoxications par le café, le thé, l'alcool, il omet de discuter la symptomatologie qu'il décrit. En 1860, Virchow dans son traité de la syphilis constitutionnelle accorde une place à la myocardite. Stein (Untersuchungen uber Myokard. Munich, 1861), Lancereaux (in Traité de la syphilis, 1866, p. 384, Atlas d'Anat. pathol.) également.

Cependant des 1842 Bristow avait donné à l'affection le nom de cirrhose cardiaque, dénomination d'une justesse irréfutable.

L'année 1867 vit deux mémoires, qui quoique un peu étrangers à notre sujet, méritent une mention. L'un, la thèse de Bernheim sur la myocardite aiguë, l'autre de Pelvet sur les anévrysmes.

Bientôt les traités spéciaux fournissent quelques matériaux. C'est Stokes en Angleterre, Niemeyer en Allemagne qui essaient de faire revivre la question, sans grand succès d'ailleurs.

Rindfleisch déclare que la myocardite est un des chapitres les plus obscurs de toute la pathologie, et que l'anatomie pathologique ne contribue que très incomplètement à l'élucider (p. 266. Trad. Gross. 1873).

Aussi le professeur Jaccoud écrivait-il que la myocardite est une de ces affections qu'on présume quelquefois, mais qu'on ne doit jamais affirmer. Nous passons systématiquement sous silence, les travaux nombreux sur les myocardites aiguës dans les fièvres, les noms de MM. Hayem, Desnos Huchard, etc., sont et resteront attachés à cette étude; mais aucun ne s'occupa de la myocardite chronique.

1879. — Dans son traité M. le professeur G. Sée parle incidemment du rôle du myocarde, et l'on peut s'étonner que dans une œuvre semblable où toutes les difficultés inhérentes à la pathologie cardiaque sont passées en revue, l'organe lui-même soit oublié.

1880. — En 1880, un court, mais savant mémoire de MM. Debove et Letulle mettait en pleine lumière l'histoire de la myocardite dans le cours du mal de Bright et faisait faire un grand pas à la question.

En 1881 (mai) notre ami le Dr Martin publiait, dans la « Revue mensuelle de médecine », un article où il traitait incidemment de l'influence des altérations vasculaires sur le muscle cardiaque ; le traité des maladies du cœur du professeur Peter et son article extrait (in France méd. 18 janvier 1881) complètent les travaux de 1880. Nous-même avons publié en collaboration avec notre maître le D' Rigal un premier mémoire sur ce sujet (Arch. gén. de méd., août et septembre 1881). En somme, aucun document spécial sur la question qui nous occupe ; quelques observations dans la science, certains côtés de la question éclaircis par de patientes recherches, voilà le bilan de la myocardite chronique. C'est sur ces données rares et vagues qu'il nous a fallu étayer notre travail, on voit donc que sans présomption il a quelque droit de revendiquer une originalité propre dont la preuve est d'ailleurs amplement fournie par la lecture des traités de pathologie, absolument muets sur ce point.

ANATOMIE PATHOLOGIQUE

Ce chapitre doit contenir deux parties distinctes : l'une
concernant l'anatomie pathologique qu'on fait à l'amphithéâtre, l'autre, de beaucoup la plus importante, celle qui
se fait au laboratoire. Donc *A*. anatomie macroscopique;
B. Anatomie microscopique.

A. ANATOMIE MACROSCOPIQUE

Hypertrophie. — A l'ouverture du thorax le cœur est en
général un peu déplacé ainsi qu'il advient dans toutes les
hypertrophies, déplacement ne dépassant pas quelques centimètres la pointe étant alors vers l'aisselle sous la cinquième côte. L'hypertrophie cardiaque est de règle, peut-on
dire, mais elle est sujette à des variétés considérables.

Poids. — Cependant si l'on veut une moyenne, on peut
affirmer que dans la généralité des cas, le poids du cœur
dépasse 400 grammes et va fréquemment jusqu'à 750 grammes. Nous n'avons pu faire de pesées partielles des ventricules, néanmoins nous inclinerions fort à penser de par le
simple examen objectif, que le ventricule gauche tient encore la tête dans cette hypertrophie. Cela résulte-t-il de ce
que la myocardite chronique est fréquemment liée à la néphrite interstitielle, qui retentit si vite comme on sait sur le
cœur gauche, quoique on en ignore la cause véritable (Mém.
d'Ewald de Berlin).

Coloration. — La coloration du muscle subit des changements quelquefois considérables, mais en général très

peu appréciables. Tantôt la coloration générale du myocarde revêt une teinte grisâtre, toujours plus prononcée en certains endroits, et rarement cette coloration est appréciable lorsque le cœur n'est pas ouvert, la séreuse viscérale cachant aux yeux les changements de coloration. Il faut donc ouvrir le cœur par une incision dirigée de la pointe et passant par l'aorte, pour le ventricule gauche, par l'artère pulmonaire, pour le ventricule droit, étaler et examiner.

Formes anatomiques. — La cirrhose cardiaque se présente alors sous 2 formes, l'une *discrète*, l'autre *confluente*.

La première est plus fréquente, cependant la seconde n'est pas très rare puisque nous en avons observé quatre cas.

Consistance. — Au toucher, le myocarde est *dur*, *résistant*. Lorsque l'on vient à sectionner le myocarde et que le scalpel rencontre un foyer de sclérose, il éprouve, ainsi qu'il arrive d'habitude, une résistance plus ou moins considérable et crie en même temps. Cette dureté peut atteindre des proportions considérables, elle est quelquefois véritablement ligneuse, beaucoup plus souvent, il est vrai, elle ne dépasse pas les limites d'une augmentation de consistance appréciable, mais encore compatible avec une certaine souplesse du muscle.

Forme discrète; ilots de sclérose. — Lorsque la cirrhose cardiaque affecte la forme discrète, elle procède par ilots plus ou moins nombreux; on en trouve cinq ou six au moins lorsqu'on pratique un assez grand nombre de coupes des piliers ou des parois ventriculaires.

Siège. — Le lieu d'élection de ces foyers est le suivant :
1° Les *piliers* ; 2° la *paroi inter-ventriculaire*.

Prédominance à gauche. — La pointe que les auteurs signalent comme un siège de prédilection de la dégénérescence fibreuse ne nous a pas présenté cette particularité. Le ventricule gauche est toujours beaucoup plus atteint que le droit, et lorsque ce dernier est scléreux, on peut affirmer que la dégénérescence fibreuse a envahi le cœur gauche. Cette fréquence nous semble pouvoir être établie ainsi : le ventricule gauche est atteint 15 fois plus souvent que le droit.

Il convient d'indiquer la façon de reconnaître, même à l'œil nu, ces ilots de cirrhose. Sur un des piliers du ventricule gauche, nous pratiquons une coupe perpendiculaire, et nous examinons sous un demi jour l'aspect de cette coupe. Nous recommandons, en effet, pour les cas peu marqués, l'examen fait dans ces conditions, car la vive lumière empêche fréquemment de voir dès l'abord ces lésions.

Aspect d'un foyer. — Alors sur le fond rouge vif du myocarde apparaissent çà et là des points blanc grisâtre, au centre desquels on reconnait avec grande attention une artériole ; c'est la lésion à son début. Lorsque le processus est plus ancien et que l'altération est plus considérable, l'inspection la plus légère fait reconnaître la lésion.

Lésions de l'endocarde. — Dans ces cas, il n'est pas rare que l'endocarde des piliers présente des petites plaques blanches semblables aux plaques laiteuses du péricarde et au niveau desquelles la séreuse est manifestement épaissie.

Lorsque la lésion revêt cette forme, la coupe présente un

aspect brillant avec un cercle rouge jaunâtre, dû à une petite couronne musculaire qu'on trouve presque toujours à la périphérie du pilier malade. Il n'est pas rare alors de voir les artérioles des piliers obstrués par un petit bouchon sanguin, dans les cas très anciens il n'y a plus trace de vaisseaux et l'on n'observe plus que du tissu fibreux.

Lorsque le foyer a son siège dans l'épaisseur des parois ventriculaires il diffère assez notablement des précédents.

Forme des foyers. — Sans forme déterminée, car il est tantôt rectangulaire, quadrangulaire, ovale, il se présente sous la forme d'une tache blanche à reflets brillants.

Volume. — Son volume varie depuis celui d'un grain de blé jusqu'à celui d'un dé à jouer. Enfin dans certains faits que nous avons observés, les foyers étaient si volumineux et si confluents que toute la paroi interventriculaire était convertie en une masse lardacée, blanchâtre, avec reflets bleuâtres; nous reviendrons ultérieurement sur cette forme diffuse. Sur une de ces coupes on voit très facilement, sans le secours d'aucun grossissement que là où le tissu blanc prédomine, il n'y a plus de tissu musculaire, tandis qu'à la périphérie on passe par une zone de gradations comprises entre la coloration blanche inhérente à la sclérose, et la coloration rouge du muscle. Sur les confins de la lésion, on voit, s'irradiant, des tractus blanchâtres qui dissocient les faisceaux musculaires, et forment une véritable intrication.

Si donc nous comparions cet aspect à celui qu'on note dans certains cas de cirrhose hépatique, nous dirions, en adoptant la nomenclature proposée par le professeur

Charcot, que nous avons affaire à une cirrhose insulaire à marche centripète.

Foyers d'athérome au sein du muscle. — Dans des cas beaucoup plus rares, et dont il ne nous a été donné d'observer que deux exemples, la dégénération ne s'arrête pas là, et de nouveaux produits viennent imprimer une nouvelle direction au processus morbide. Ce changement s'effectue par le dépôt de sels calcaires ; on n'a plus seulement affaire à cette résistance presque cartilagineuse que nous signalions et que Corvisart désignait déjà en termes explicites dans son chapitre intitulé « De l'endurcissement de la substance du cœur » (loc. cit.), mais à une sorte de pétrification des parois du cœur.

L'observation XII de ce mémoire vient s'ajouter aux faits si curieux relatés par Sénac, Garengot (Mémoire de l'Académie des sciences), etc.

Dans ces conditions le foyer dont la grosseur varie entre un gros pois et une énorme noix. (Journ. de Médecine, Corvisart, Leroux et Boyer) se présente, comme un point d'un blanc crayeux, dur, d'une consistance véritablement osseuse.

Possibilité d'un anévrysme. — Le couteau ne peut l'entamer, et il présente tous les caractères des pustules athéromateuses riches en particules calcaires. Si l'on suppose l'ouverture d'un de ces foyers athéromateux outre les accidents inhérents à l'irruption dans le torrent circulatoire de cette boue athéromateuse, il est facile de comprendre qu'un anévrysme minuscule en sera la suite.

Pelvet d'ailleurs (Th. inaug., 1867) a soutenu cette opinion, et l'on sait que pour cet auteur la myocardite chronique est une cause efficiente de premier ordre dans la production des anévrysmes partiels.

Forme confluente. — Dans la forme confluente de la myocardite chronique, les lésions sont un peu plus difficiles à apprécier, car la presque totalité du myocarde étant dégénérée, il devient délicat de déterminer d'une façon précise les changements de texture d'un viscère dont il ne reste aucune portion saine. Quoi qu'il en soit, ici c'est une dureté en masse, qui ne peut être comparée que de très loin à celle que donne un cœur en systole, le doigt qui palpe sent facilement ce changement de consistance. A la coupe, aspect blanchâtre, fibroïde, et de loin en loin apparaissent quelques points rouges jaunâtres, reliquat du muscle dégénéré.

Dans ces faits il est de règle de trouver le ventricule droit très fortement atteint ; les oreillettes, d'autre part, présentent des lésions moins avancées encore, telles sont les lésions macroscopiques de la cirrhose cardiaque.

Si maintenant nous examinons les séreuses cardiaques, nous y trouvons des lésions si peu constantes que nous ne nous y arrêterons pas. Lorsque le foyer se rapproche de l'endocarde ventriculaire et cela est un fait très fréquent, la séreuse est, à ce niveau, blanche, dépolie, épaissie, il peut en être de même du côté du péricarde, et c'est ce que l'on observe en particulier dans ces formes diffuses de cirrhose cardiaque : alors péricarde et endocarde sont enflammés chroniquement et présentent les lésions inhérentes à ces inflammations. Cette digression nécessaire nous conduit à parler des altérations des autres viscères qu'on rencontre chez les myocarditiques chroniques.

Lésions des autres organes. — Nous commencerons par le rein. Sans revenir sur la pathogénie qui unit le rein contracté à l'hypertrophie cardiaque, il convient de citer au premier rang les altérations de la néphrite interstitielle. (Debove et Letulle, loc. cit.)

Rein. — Le rein sénile (voy. E. Ballet, 1881, Rev. méd.) se rencontre fréquemment, le rein cardiaque également chez ceux qui succombent comme de véritables cardiaques aux progrès de l'asystolie.

Jamais nous n'avons noté de cirrhose cardiaque coexistant avec le gros rein de la néphrite parenchymateuse. Enfin, dans deux cas, les reins étaient sains à la vue, nous disons de suite que l'examen microscopique corrobora cette opinion.

Foie. — Le *foie* est presque toujours atteint, et il présente deux ordres de lésions : ou bien c'est le foie cardiaque dit muscade (voy. Talamon, th. inaug., 1881), ou le foie cirrhotique atrophique ; les processus scléreux sont donc ici simultanés et cela est un bon argument en faveur de la doctrine de MM. Debove et Letulle. Comment s'étonner de cette simultanéité de la sclérose, si l'on songe que l'alcoolisme est la raison déterminante de ces diverses modalités.

Athérome. — Enfin l'athérome partiel ou généralisé est fréquemment associé à la myocardite et pour notre part, nous sommes assuré et nous pensons avoir les matériaux en mains pour prouver que l'hypertrophie cardiaque symptomatique d'athérome est associée à la dégénérescence fibreuse du myocarde.

Les autres lésions à signaler sont sans valeur. Ce sont des pleurésies, des pneumonies qui presque toujours ont été ultimes et ne présentent absolument rien de spécial. La cavité péritonéale contient fréquemment du liquide présentant les caractères habituels de l'ascite.

B. — HISTOLOGIE PATHOLOGIQUE.

Les lésions microscopiques que l'on rencontre dans la sclérose du cœur sont de deux ordres, elles consistent dans un développement anormal du tissu conjonctif, fait commun à toutes les cirrhoses, et dans une série de modifications dont les artérioles sont le siège.

1° ACCROISSEMENT DU TISSU CONJONCTIF. — C'est là l'altération fondamentale.

Hyperplasie du tissu conjonctif. — Lorsqu'on examine à un faible grossissement une coupe pratiquée, par exemple, sur un des piliers du cœur préalablement durci, on note les particularités suivantes.

Siège du tissu conjonctif. — Si la lésion est peu avancée (Fig. I), on voit que le tissu conjonctif est cantonné à la périphérie des petites artères. Celles-ci apparaissent alors entourée d'une auréole rosé lorsqu'on a coloré par le picro-carmin. (a. a. Fig. I.)

Forme embryonnaire ou adulte. — Cette couronne, qui tranche sur la coloration rouge vif du myocarde sain est formée par du tissu conjonctif. Ce tissu diffère suivant l'ancienneté de la lésion. Formé de cellules rondes lorsque l'affection est encore jeune, c'est-à-dire de tissu embryonnaire, la lésion progressant, ce tissu devient adulte et se présente sous l'aspect fibrillaire. Ce tissu fibreux est constitué avec toutes ses propriétés de rétraction et de perte d'élasticité.

Tractus fibreux. — Lorsque la lésion est aussi minime, le myocarde ne présente pas de changement de texture appréciable à un faible grossissement, mais si l'on examine avec un fort objectif on peut se rendre compte des altérations du début. Pour le moment nous ne voulons appeler l'attention que sur les lésions presque visibles à l'œil nu. On voit, disons-nous, partant ce la périphérie des vaisseaux, de minces tractus roses, petits trousseaux fibreux qui dissocient le myocarde.

Marche centripète du processus. — Si donc nous empruntons au professeur Charcot la nomenclature qu'il a mise en honneur pour l'étude des lésions histologiques des cirrhoses hépatiques, nous dirons que c'est une *cirrhose insulaire à marche centripète.*

C'est sur la périphérie de la lésion qu'il faut aller examiner le tissu musculaire du cœur, si l'on veut se rendre un compte exact des altérations subies.

Toutefois, on peut, sur un cœur déjà malade, trouver des endroits où la lésion débute et l'on peut ainsi la suivre pas à pas.

Début autour des vaisseaux. — Sur la fig. IV, provenant des pièces de l'observation V nous voyons que c'est bien au niveau des vaisseaux que le travail de sclérose commence. Tandis qu'à l'état normal les faisceaux musculaires du myocarde forment un tout compact ; dès que la lésion est constituée, le faisceau musculaire est dissocié et les fibres musculaires apparaissent éparses, déformées, atrophiées, semblables à de grosses cellules.

A un degré plus avancé (fig. III), au lieu d'avoir affaire à un petit îlot de sclérose, exactement limité à la périphérie de l'artère, on trouve de petites bandes de tissu fibreux au milieu desquelles il est difficile de reconnaître l'élément musculaire. C'est ainsi que sur la fig. III on peut suivre facilement la progression inverse des lésions. Tandis qu'en *a* où la lésion est la plus ancienne, le tissu musculaire a disparu entièrement, en *b* il reparaît atrophié, en *c* il est moins malade, enfin en *d* on le retrouve à l'état sain.

Si enfin nous arrivons aux degrés extrêmes, ici nulle difficulté pour reconnaître l'affection tant elle est considérable, mais il serait impossible d'édifier avec de tels faits la théorie pathogénique, car tout ici a disparu : vaisseaux, éléments musculaires ; il ne reste plus que du tissu fibreux adulte. (Fig. II.)

On voit alors qu'en certains endroits, il n'y a plus aucun élément actif et qu'il est impossible de suivre la marche de la maladie, son mode de début. Mais, ainsi que nous le faisions remarquer au début, il est d'autres points où cette observation est possible.

Lésions généralisées. — En résumé, nous venons de montrer comment la lésion née du voisinage de l'artère, rayonne du centre à la périphérie, détruisant progressivement le muscle cardiaque, et se substituant à lui sous forme de tissu fibreux, jusqu'au moment où il reste seul. Il y a là une progression intéressante à suivre, représentée sur les 4 premières figures.

2° Lésions des artères. — Si les lésions conjonctives sont faciles à observer, il n'en est pas de même pour les lésions artérielles lorsque l'on pratique l'examen histologique sur des portions de myocarde trop malade. Ou bien le tissu fibreux est le seul élément que l'on rencontre, et l'on ne voit alors que la substitution d'un tissu à un autre, où les lésions artérielles sont tellement avancées qu'il est impossible de préciser leur point de départ.

Nous répétons donc que pour étudier les changements qui se passent dans le système artériel, il faut avoir la précaution d'étudier les points les moins malades.

Endartérite. — Ici encore on assiste au début de la lésion, et depuis l'endartérite légère, jusqu'à l'endartérite oblitérante, on peut observer tous les degrés.

Endartérite oblitérante. — Nous avons fait représenter fig. V la coupe d'une artère formant le centre d'un foyer de sclérose. De la lame élastique interne part un bourgeon formé de tissu embryonnaire et de petits vaisseaux, bourgeon qui oblitère au 3/4 la lumière du vaisseau. Tout autour de l'artère existent de nombreuses cellules rondes éparses entre les faisceaux de fibres de tissu conjonctif de la tunique externe.

Péri-artérite. — Celle-ci double alors ou triple de volume et il est facile de constater la péri-artérite.

Endartérite complète. — Nous avons tenu à décrire ce cas moyen ; mais nous avons observé tous les degrés. A un stade plus avancé, la lame élastique interne est souvent

détruite en certains endroits, et elle n'est plus reconnaissa-
ble que par place, grâce à sa forme onduleuse. Dans ces
cas, il est de règle de voir la lumière du vaisseau obturée
presque complètement par un gros bourgeon charnu et ce
n'est qu'à un fort grossissement, qu'on peut voir un point
central, vestige du vaisseau. Il est facile de comprendre
combien dans ces cas l'irrigation sanguine doit être im-
parfaite et la vitalité du muscle cardiaque compromise.
Nous reviendrons sur cette question en traitant de la physiologie pathologique des lésions.

3ᵉ Lésions du myocarde. — Ces lésions peuvent être assez
variées, mais toutes ont pour résultat l'atrophie du muscle,
tandis qu'en d'autres endroits les faisceaux musculaires
s'hypertrophieraient.

Atrophie des faisceaux musculaires. — Au début les
faisceaux musculaires, au lieu d'être réunis comme à l'état
normal, sont séparés les uns des autres, isolés : c'est là le
premier degré de l'affection. (a. a. Fig. I.)

Bientôt après les lésions progressant, le faisceau musculaire se déforme : de polyédrique il devient ovale, rectangulaire, puis peu à peu il disparaît jusqu'à ce qu'il n'en reste
aucun vestige.

Hypertrophie compensatrice. — Par contre, les faisceaux musculaires non atteints par la sclérose subiraient
une hypertrophie, et suppléeraient ainsi à l'insuffisance de leurs congénères, ce serait l'hypertrophie compensatrice histologique comme il y a l'hypertrophie compensatrice que chacun connaît. Cette théorie de l'hyper-

trophie des faisceaux musculaires a été défendue par
MM. Debove et Letulle; nous avouons pour notre part ne pas
avoir vu de faits suffisamment probants pour vouloir prendre position pour ou contre. Le fait certain est que l'élément musculaire disparaît par place, qu'il s'atrophie ; d'autre part il est non moins évident que le cœur est hypertrophié : les mensurations, les pesées le prouvent ; il y a donc
entre ces deux termes opposés, atrophie et hypertrophie, un
lien qui les réunit ; y a-t-il là, une sorte de balancement,
de compensation ? nous ne saurions le dire.

Outre ces lésions atrophiques, qui sont de beaucoup les
plus importantes, on rencontre rarement dans les examens histologiques, les lésions dégénératives les plus
variées. Nous n'insisterons donc pas.

Dégénérescence graisseuse. — Elle est d'une rareté
exceptionnelle, quoiqu'en dise la généralité des micrographes; pour notre part, nous ne l'avons jamais observée,
M. Debove (comm. orale) nous a confirmé dans cette
opinion.

Hémorrhagie. — Dans un cas, nous avons observé de
grandes hémorrhagies dans le parenchyme même de l'organe. Les faisceaux musculaires sont alors écartés par le
sang, et au voisinage de l'hémorrhagie la transformation
graisseuse des faisceaux musculaires atteint son maximum.
Ces faits, signalés par nos deux savants maîtres MM. Cornil
et Ranvier, sont d'une importance capitale au point de vue
de la durée de la maladie.

Dans l'observation II de ce mémoire, ce furent certainement les hémorrhagies qui hâtèrent la terminaison
fatale.

Résumé. — Pour résumer brièvement ce chapitre d'histologie pathologique, nous dirons que consécutivement à une endo-périartérite, des lésions dégénératives apparaissent dans le myocarde.

Ces troubles, vraisemblablement nutritifs, amènent l'atrophie partielle ou générale de l'élément musculaire étouffé sous le tissu conjonctif; enfin, dans quelques cas exceptionnels le parenchyme de l'organe est dissocié par des hémorrhagies intercurrentes.

Si l'on en croyait les auteurs modernes, la myocardite chronique serait une des affections destinées à tenir en suspens d'une façon continue le jugement du médecin ; ce ne serait qu'une sorte de calcul de probabilités, jamais une certitude.

A priori, cette assertion semble juste, mais nous espérons démontrer dans les pages suivantes qu'elle n'est pas d'une exactitude absolue.

Il n'est donc pas besoin de dire qu'à part quelques symptômes négatifs trouvés dans les traités ou les monographies, l'ensemble symptomatique que nous allons décrire est chose à peu près inconnue. Notre maître le Dr Rigal, et nous, avons tracé les signes permettant de reconnaître l'affection ; or, depuis la confection de ce mémoire de nouveaux cas s'étant offerts à notre observation, nous avons relevé quelques particularités cliniques différentes, que nous allons exposer.

Afin de bien fixer les idées, ce chapitre comprendra deux parties distinctes.

Myocardite primitive. — Dans la première nous traiterons de la myocardite dite primitive, quoique nous n'ayons jamais observé la myocardite en dehors des conditions citées au chapitre *Etiologie ;* mais ce qualificatif nous semble nécessaire pour bien faire ressortir la différence fondamentale qui existe entre cette affection et la myocardite que l'on

voit survenir chez les brightiques, les valvulaires. Dans ce
dernier cas en effet, ce n'est que consécutivement à la maladie rénale, ou cardiaque, que surviennent les lésions du
myocarde, tandis que dans le premier cas, ce n'est quelquefois que la première manifestation d'un état général.
Pour dire en entier notre pensée, il est même probable que
lorsque l'attention des pathologistes se sera fixée sur ce
chapitre, il se pourra qu'on observe des myocardites chroniques en dehors des états cités par nous, et méritant à
tous égards le nom de primitives.

En résumé la myocardite chronique hypertrophique
dans le premier cas, est toute la maladie, et depuis le commencement jusqu'à la fin, reste sur le premier plan de la
scène pathologique; dans le second cas, ce n'est qu'un épi-
phénomène, une complication d'un état pathologique antérieur. C'est ce que nous allons tâcher de mettre en lumière.

Symptomes. — *Insidiosité des symptômes du début.* —
La lecture des ouvrages de pathologie cardiaque démontre
qu'il arrive assez fréquemment qu'un certain nombre d'asystolies restent obscures ; l'auscultation cardiaque ne permettant pas de reconnaître aucun souffle, on est dans l'habitude
de dire alors que le cœur dilaté, forcé, n'a plus l'énergie
suffisante pour que le souffle se produise, et par induction
on diagnostique une lésion valvulaire, alors que tout souffle
manque. Cette conclusion, pour être légitime souvent, ne
l'est pas toujours, et bien des cas de myocardite passent
inaperçus de cette façon ; c'est qu'en effet, pour le dire de
suite, l'asystolie étant le carrefour où aboutissent toutes les
lésions cardiaques, elles sont toutes englobées sous la
même rubrique.

Dans ce cas on ne voit que la dernière période d'une maladie, période qui se traduit par des symptômes tellement offensifs que force est bien faite au clinicien de la constater ; il n'en est pas de même de la première absolument silencieuse et qui demande *à être recherchée* avec le plus grand soin.

La première période, tout *insidieuse*, se traduit cependant par un certain nombre de troubles fonctionnels au premier rang desquels il faut noter les *palpitations*.

Palpitations. — Les *palpitations* revêtent ici la forme douloureuse décrite avec tant de soin par le professeur G. Sée dans son Traité (*loc. cit.,*). Elles sont un sujet de souffrance pour le malade, en même temps qu'elles attirent l'attention du médecin.

Accès ; dyspnée. — Revenant par accès, elles ne tardent pas à s'établir d'une façon presque fixe, redoublant sous la moindre influence morale, ou le plus petit effort physique. D'intermittents ces symptômes deviennent progressivement continus, et c'est alors que se montre la *dyspnée* qui, au début, ne dépasse pas les limites de l'essoufflement ou de l'anhélation. Quelquefois cette dyspnée cardiaque arrive rapidement à un haut degré (témoin l'observation II). Cette différence doit être rapportée dans la majorité des cas au degré d'excitabilité cardiaque inhérente au malade (elle est donc sujette à varier, M. Rigal, Comm. orale), ou ce qui nous semble plus fréquent, aux altérations subies par le *myocarde*.

Troubles de la sensibilité cardiaque. — Si dès cet instant on explore la sensibilité cardiaque, on note différents symptômes sur lesquels les auteurs ne sont pas encore complètement d'accord.

« L'exploration de la sensibilité locale des régions précordiales et préaortiques, dit M. le professeur Peter, a pour but de constater l'état de la sensibilité du *cœur* (c'est-à-dire de ses *muscles* et de ses *ganglions*.

« Le procédé, très simple, consiste à presser, à l'aide du bout du doigt index et avec une force modérée (comme pour la recherche des points douloureux dans les névralgies), les espaces intercostaux de toute la région précordiale et préaortique. »

Et plus loin, le même auteur ajoute : « On sait que le muscle cardiaque est insensible à l'état sain. J'ai voulu vérifier s'il en était ainsi quand il est malade, et je me suis assuré qu'il souffre alors et que la pression en est douloureuse, de sorte que *cette pression même devient une révélation.* »

Pour l'éminent maître, dont nous venons de citer l'opinion, ce serait donc là un moyen d'investigation de premier ordre, puisqu'il permettrait pour ainsi dire de toucher du doigt l'affection.

Notre maître, M. Rigal, qui de son côté s'est livré à des recherches sur le même sujet, pense que ces troubles sont rares, et que, lorsqu'on les rencontre, ils peuvent induire en erreur pour les raisons suivantes : Le côté gauche est fréquemment douloureux, en particulier la région de la pointe *chez les femmes ;* des examens répétés chez un assez grand nombre de femmes bien portantes et toutes dépourvues d'affections cardiaques, lui a fait reconnaître cet état particulier de la sensibilité.

En ce qui nous concerne, nous dirons qu'à trois reprises différentes, nous avons constaté le signe de M. Peter d'une

façon évidente. Il y avait aux endroits que nous indique-
rons, une sorte de *bouton douloureux*, en tout semblable
à ceux signalés par M. G. de Mussy, par exemple dans la
pleurésie diaphragmatique.

Sensations diverses. — Les *troubles de sensibilité*, lorsqu'ils sont légers, consistent en une sensation de pression
au niveau de la région précordiale ; quelquefois c'est une
pression douloureuse, une sorte de crampe, une brûlure.
A un degré plus élevé, les malades comparent leur souffrance à celle que déterminerait une griffe, un étau, une
main de fer, qui étreindrait leur cœur et l'empêcherait de
battre ; il y a là un ensemble symptomatique que le malade
traduit différemment suivant la richesse de son vocabulaire,
mais qui peut se résumer en ceci : douleur perçue par le
malade, et cette douleur est une oppression qu'il accuse
spontanément.

*Douleur. Moyens de la provoquer. Siège. Cinquième
espace*. — Si l'on veut avoir la démonstration que cette
douleur n'est pas subjective, il suffit de presser du bout du
doigt le point où bat la pointe du cœur, c'est-à-dire en général au niveau du cinquième espace, le cœur étant hypertrophié ; le malade se retire alors brusquement, accusant
une vive douleur, ainsi qu'il arrive lorsqu'on presse sur un
des points de la névralgie intercostale.

Le malade est en général étonné de ce point douloureux
dont il n'avait pas conscience au préalable ; et lorsqu'on
veut renouveler cette exploration, il témoigne une inquiétude qui traduit exactement le degré de douleur ressentie.
Nous pensons qu'il est préférable, pour le premier examen,
de ne pas prévenir le malade qui, surpris par la douleur, la

ressent bien plus vive que lorsqu'on l'avertit ; dans les examens ultérieurs au contraire, il sera bon d'appeler l'attention du malade sur son point douloureux. *La douleur du cinquième espace* nous semble être la plus fréquente, et lorsque le malade l'accuse vive, elle constitue un signe de valeur.

Quant aux autres foyers douloureux signalés par le même auteur, ils ne nous semblent avoir rien de fixe dans l'affection qui nous occupe.

Troubles fonctionnels. — Nous appelons de suite l'attention du lecteur sur l'importance de ces signes, au premier rang desquels il faut placer l'*affaiblissement* de la contraction cardiaque.

Affaiblissement de la contraction cardiaque. — Cette diminution de la contractilité cardiaque porte, bien entendu, sur la *systole*, seul phénomène actif. Elle se montre dès les premiers temps, et lorsqu'un examen attentif et répété démontrera la persistance de cet état, on sera en droit, nous le disons de suite, de soupçonner une *myocardite* au début ; il est inutile d'ajouter que pour que cette présomption ait quelque valeur, il est nécessaire que l'intégrité des séreuses cardiaques soit un fait avéré.

Difficulté de sentir la pointe du cœur. — L'affaiblissement de la contraction cardiaque se traduit à la palpation par ce fait, qu'il est difficile de préciser le lieu où bat la pointe du cœur. Tandis qu'à l'état normal le doigt perçoit nettement au niveau du quatrième espace un choc brusque, sec ; ici, c'est à peine si l'on perçoit une ondulation générale de la région précordiale, et ce n'est que la percussion qui permet de délimiter la pointe du cœur. L'auscultation corrobore ce fait, et donne deux signes de haute valeur. D'une part, c'est la *régularité des contractions cardiaques*, d'autre part leur *rapidité*.

Régularité de la contraction cardiaque. — La *régularité des systoles* est la règle dans la myocardite scléreuse non valvulaire, l'arythmie est l'exception.

Arythmie exceptionnelle. — Cependant nous devons avouer que chez deux malades nous avons observés, et cela, à plusieurs reprises, des irrégularités, de véritables faux pas ; nous ne sommes pas en mesure de donner l'explication de ces faits, l'enquête anatomique n'ayant pu être faite.

Dans ces cas on pourrait voir le résultat d'une innervation cardiaque défectueuse, mais nous ne nous cachons pas tout ce qu'a d'hypothétique cette explication.

Fréquence des battements. — L'*augmentation de nombre des systoles cardiaques* est variable, et les deux points extrêmes sont depuis 90 à 140 ; le fait qu'il faut retenir est que le nombre est toujours sensiblement au-dessus de la moyenne.

Caractères du pouls. — Le *pouls* traduit donc ce double caractère : outre qu'il est *régulier*, il est *fréquent et petit*.

Quoique nous n'ayons pas pris de tracés sphygmographiques, il est probable qu'il donnerait lieu à une ligne d'ascension très faible, suivi d'un petit plateau et d'une ligne de descente, lente et ondulée.

Dilatation cardiaque. — Dès que ces symptômes sont

établis d'une manière fixe, le cœur ayant perdu une partie de son énergie, ce qu'il inscrit au dehors par la faiblesse des systoles, le cœur, disons-nous, se laisse dilater et donne par conséquent les symptômes de l'ectasie cardiaque.

Or, comme l'affection siège surtout dans les ventricules, c'est la dilatation ventriculaire qui s'observe.

L'ectasie cardiaque se reconnaît aux symptômes suivants, et pour le dire de suite, ce sont ceux d'une hypertrophie cardiaque de moyenne intensité :

A la *percussion, augmentation de la matité cardiaque.*— Pour donner un exemple typique de cet examen, nous relevons celui du nommé C... (voy. obs. I).

« La matité précordiale est particulièrement augmentée « dans le sens vertical, elle s'étend du bord supérieur de la « troisième côte au bord supérieur de la sixième côte ; trans- « versalement la matité commence au niveau du bord gau- « che du sternum en dedans, en dehors sa limite ne peut « être précisée. »

Déplacement de la pointe du cœur. — La pointe du cœur cependant ne présentait pas dans la plupart des cas soumis à notre examen un abaissement aussi notable, et, règle générale, c'est sur le bord de la cinquième côte qu'elle bat.

Ainsi que nous l'avons dit, il faut la plus grande attention pour percevoir son choc, et la percussion est bien souvent nécessaire pour établir son siège. En même temps qu'elle est abaissée, la pointe du cœur est *déplacée*, et c'est en dehors que s'opère le déplacement; rarement on trouve la pointe du cœur exactement sur la ligne mamelonnaire.

En résumé, on voit que la percussion aidée de la palpation, permet de s'assurer qu'on n'a pas affaire à une grosse hypertrophie, fait important comme nous le dirons en traitant du diagnostic différentiel de la myocardite scléreuse chronique (maladie) et des altérations de texture qui accompagnent les lésions valvulaires (symptôme).

Ce fait est d'une grande valeur, mais il ne contribue pas peu à rendre obscur le diagnostic de l'affection, car cette hypertrophie étant assez restreinte demande à être *recherchée*. Ici, comme en de nombreuses circonstances, la difficulté réside seule à chercher, non à trouver.

Augmentation progressive de l'hypertrophie. — Ce n'est pas le seul caractère particulier de cette hypertrophie; elle en présente un second bien remarquable, c'est la propriété qu'elle a de subir des périodes d'augment qui peuvent être assez considérables, pour que d'un mois à l'autre le changement soit appréciable. C'est donc une *hypertrophie progressive*.

Dans ces conditions, on peut constater que, dans l'espace de quelques mois, la pointe que l'on sentait battre sous le mamelon se déplace vers l'aisselle, et cela de plus en plus; l'observation de ce fait a été expressément notée dans l'observation I.

Après ces signes tactiles, il nous faut étudier les *signes stéthoscopiques* qui ne présentent pas une moins grande importance.

Sans revenir sur ce que nous avons dit de l'*affaiblissement* et de la *régularité* des bruits du cœur, nous dirons que les signes d'auscultation sont tous négatifs, c'est-à-dire qu'ils ne portent pas sur le rythme, puisqu'ils sont réguliers et uniques; il n'existe *aucun dédoublement*.

Nous avons rapporté dans notre mémoire des Archives un cas observé par l'un de nous, où l'existence d'un bruit

de galop ne semblait pas douteuse en l'absence de toute néphrite interstitielle, c'est là une exception que nous n'avons
pas vu se reproduire.

Absence de souffles. — *L'absence absolue de bruit de
souffle* qui est de règle nous retiendra quelques instants.
C'est là le fait habituel, et, disons mieux, obligatoire ; mais
cependant il ne faudrait pas rejeter l'idée d'une cirrhose
cardiaque, si l'on entendait un bruit de souffle ; voici pourquoi :

Possibilité des bruits de souffle. — Outre que la dilatation ventriculaire produit quelquefois des insuffisances pas-
sagères de la tricuspide ou de la mitrale, il arrive un moment où les piliers cardiaques sont tellement altérés qu'ils
ne jouent plus leur rôle, ils ne tendent plus la valve et une
insuffisance est créée en l'absence de toute lésion valvulaire.

Leur interprétation. — Or, comme l'insuffisance n'a
qu'une manière de se traduire au dehors, quelle que soit
sa cause, on aura un souffle systolique de la pointe à maximum droit ou gauche, suivant l'orifice atteint, et l'on pourra
être induit en erreur. Cette observation qui a pour elle la
force d'un fait constaté anatomiquement et cliniquement, a
été indiquée pour la première fois par Hamernyk, puis par
M. le professeur Parrot.

Comme on le voit, ce fait, qui de prime abord semblait
contredire notre proposition, vient à l'appui de ce que
nous avancions et nous y reviendrons lorsque nous parle-
rons de la marche de l'affection. Nous verrons en effet que
ce n'est que lorsque le malade est dans la période asystoli-

que que ces souffles se produisent; en dehors de cela, lorsque la maladie est au début, voire même en pleine période d'état, l'*absence de souffle* est la règle.

C'est avec cet ensemble symptomatique que progressivement le malade marche vers la période terminale ou d'asystolie. Mais avant d'y arriver, il supporte différents assauts, et dans ce groupe important d'accidents figurent les *symptômes pulmonaires*. Ces signes si banals dans les affections cardiaques, en particulier celles de la valvule mitrale, affectent dans l'espèce un type spécial, nulle part signalé, et sur lequel notre maître, le Dr Rigal, a appelé l'attention le premier. C'est surtout d'après sa pratique que je décrirai ces accidents, ayant eu de trop rares occasions de les observer moi-même.

Congestions pulmonaires. — Ces symptômes se caractérisent par des *poussées successives de congestion pulmonaire.*

Brusquerie. — Brusques, mobiles, n'affectant souvent qu'un seul poumon, elles sont caractérisées à la percussion par de la submatité et à l'auscultation par des plaques de râles crépitants.

Siège. — Comme autre signe distinctif, elles présentent cette particularité fréquente, d'intéresser exclusivement la partie antérieure du sommet d'un seul poumon, à l'inverse des congestions qui succèdent aux cardiopathies et dont le siège de prédilection, comme on le sait, est la partie postéro-inférieure des deux poumons.

Leur mobilité est telle, que dans 3 cas observés par le Dr Rigal, 6 attaques de congestion pulmonaire se répétèrent dans l'espace de cinq mois et laissèrent le malade dans un état sensiblement pareil à celui qui précédait ces accidents à l'inverse de ce qui advient dans les affections valvulaires où ces congestions pulmonaires déterminent si rapidement les ruptures de compensation.

Concurremment à ces symptômes, on en observe d'autres, mais qui n'ont rien de particulier dans l'espèce. Comme l'appareil circulatoire subit une gêne notable, les accidents hydropiques se montrent tels qu'on les observe dans les asystolies vulgaires.

Œdème. — *L'œdème* occupe spécialement les parties déclives, il est en général moins marqué que dans les affections valvulaires, et il est rare d'observer ces cas d'anasarque intense si habituels dans les cardiopathies.

Ascite. Fixité de ces symptômes. — Si l'anasarque, l'ascite, les accidents hydropiques, en un mot, revêtent des caractères moins accusés, en revanche ils sont plus fixes, et il est rare, quoique nous ayons observé le fait, que la malade se rétablisse aussi bien qu'un mitral par exemple arrivé à la période d'asystolie et soumis au régime du repos et de la digitale.

Continuité du malaise. — Le cirrhotique cardiaque garde en général un état de souffrance continue, un malaise permanent; de plus si l'amélioration s'opère, elle est peu durable; sous l'influence d'une petite émotion morale, d'une fatigue physique, d'une douleur modérée, le myocarditique rechute, et chaque pas en avant est une étape dans la série morbide qu'il doit parcourir, et au terme de laquelle

il trouve la mort; cela soit dit sans empiéter sur la marche
de la maladie qui va nous occuper.

En même temps que les œdèmes s'établissent, on assiste
à des changements notables du côté de l'appareil hépatique.

Congestion du foie. — Le foie soumis à des poussées de
congestion se distend, déborde le rebord des fausses côtes
et donne lieu à une douleur siégeant dans l'hypochondre
droit s'accompagnant d'une rénitence très marquée de la
région. Lorsque les symptômes asystoliques se montrent,
sa congestion est en général intense et sa matité s'étend
depuis le mamelon droit jusqu'à 4 ou 5 travers de doigt au-
dessous du rebord costal. Ces faits s'expliquent suffisamment d'eux-mêmes sans qu'il soit besoin d'en fournir
l'interprétation.

L'appareil urinaire présente des modifications importantes, et qui traduisent au dehors l'état de gêne du centre
circulatoire.

Lorsque la diurèse s'abaisse, on peut être à peu près
certain que le malade s'engage dans l'asystolie, et une
intervention est à ce moment nécessaire. Sous l'influence
du régime lacté et de la digitale, nous avons vu des
malades qui n'étaient nullement polyuriques, uriner jusqu'à
six litres. Mais là ne sont pas les seuls troubles de la
fonction urinaire.

Au début de l'affection et peut-être même, disons-
nous, la précédant, on peut observer quelquefois une
polyurie.

Polyurie nocturne. — Ce symptôme qui peut-être con-
temporain des palpitations, nous paraît appartenir à une
certaine variété de cirrhose cardiaque qu'on observe chez

les athéromateux. Cette polyurie est le plus souvent nocturne, le malade urinera dans sa nuit trois litres, tandis que pendant le jour il n'aura eu que 5 ou 600 grammes.

Absence d'albumine — L'urine est claire, diluée, et ne présente *aucune trace d'albumine*. Ce caractère de la plus haute importance doit être signalé, car un polyurique doté d'une hypertrophie cardiaque ressemble fort à un brightique. Pour notre part, nous avons longtemps hésité à ranger la polyurie au nombre des symptômes appartenant à la cirrhose cardiaque primitive. Nous pensions alors avoir affaire à une néphrite interstitielle observée au stade préalbuminurique, mais en présence d'une polyurie datant de 3 ans, sans que jamais nous ayons constaté une *trace* d'albumine, nous pensons que c'est bien à une polyurie dégagée de toute néphrite que nous avons eu affaire. La quantité d'urée excrétée dans les 24 heures est sensiblement égale à la normale (24 gr. 75); dans un cas où le dosage fut fait, elle ne tomba au-dessous de ce chiffre que dans la période d'asystolie (obs. VIII).

Marche.

Si nous jetons un coup d'œil d'ensemble sur les symptômes que nous venons de décrire, un fait se dégage : c'est la fixité de quelques-uns d'entre eux, opposée à l'intermittence des autres signes.

Au début, trois symptômes capitaux s'observent, ce sont :

Fixité de trois symptômes. — 1° *L'hypertrophie du*

cœur ; 2° *la faiblesse des contractions cardiaques* appréciable à la palpation, se traduisant à l'auscultation par la
faiblesse des systoles ; 3° enfin, *la régularité et l'augmentation de fréquence des pulsations cardiaques.* Comme
phénomène connexe et corrélatif, on note l'accélération, la
régularité, la petitesse du pouls.

Le malade porteur de ces signes bien constatés est un
cirrhotique cardiaque.

A ce moment son affection ne se traduit pour lui, que par
une certaine gêne, dont il ne peut préciser exactement le
siège ; c'est en général un état d'oppression plus pénible
par sa continuité que par son intensité ; il se plaint quelquefois de sensations douloureuses au niveau de la région
précordiale, en même temps qu'il remarque que le moindre
exercice, la plus petite contrariété, le jettent dans un état
d'essoufflement, d'anhélation très pénible. C'est à cette
époque qu'il s'aperçoit quelquefois d'une polyurie nocturne
dont nous avons donné les caractères, en même temps que
d'une sensation de plénitude dans l'hypochondre droit.

Lenteur de la maladie. — Le malade mène-t-il une vie
tranquille, se tenant à l'abri des efforts musculaires, des
émotions morales, l'affection peut rester silencieuse et le
malade penser qu'il a recouvré la santé. La respiration
devient calme et à part la légère angoisse précordiale que
tous les malades accusent, les divers appareils fonctionnant
assez régulièrement, le malade ne voit aucun motif de
réclamer le secours du médecin.

Combien de temps, ces périodes de calme peuvent-elles
durer ? Nous avouons être peu en état de donner un chiffre
exact. Tandis qu'au début de l'affection, cette accalmie peut
certainement persister des mois entiers ; il n'en est plus de

même lorsque le malade a subi une de ces asystolies pas-
sagères. C'est alors par semaines, quelquefois par jours qu'il
faut compter ; cela est affaire de lésions, et plus la dégénérescence du myocarde sera profonde, plus les périodes de
calme seront rares et courtes.

Attaques d'asystolie. — Le malade donc, un jour ou
l'autre arrive aux confins de l'asystolie et présente alors les
autres symptômes décrits plus haut et qui sont bien véritablement intermittents. A ce moment les sensations pénibles
de la région précordiale peuvent faire place à une véritable
douleur tantôt spontanée, tantôt provoquée. La dyspnée
qui ne se montrait qu'à l'occasion d'efforts, survient chez
le malade soumis au repos le plus complet, au régime le
plus sévère.

Attaques de congestion pulmonaire. — Brusquement il
est pris de dyspnée, et si l'on vient à l'ausculter on voit que
ce n'est pas au cœur qu'il faut en demander la raison, car
les battements cardiaques sont toujours réguliers ; c'est le
poumon qui subit une congestion, tantôt dans ses parties
postérieures, plus souvent dans sa partie antérieure et
supérieure. Au sortir de cette congestion, le malade se
trouve dans un état sensiblement pareil, son état asystolique n'a point augmenté.

Concurremment à ces symptômes pulmonaires, on note
l'apparition des œdèmes en général assez limités, et de la
congestion hépatique. Le malade à cette époque de l'affection étant soumis à un régime convenable et à une thérapeutique appropriée, peut recouvrer la santé, mais ce ne
sera que pour un laps de temps assez restreint, et au bout de
quelques semaines il retombera dans le même état.

C'est donc par une série d'attaques d'asystolie, de plus en plus sévères que le malade arrive à la période terminale de sa maladie, à l'asystolie chronique si l'on peut ainsi parler.

Condamné au repos le plus complet, le malheureux myocarditique est confiné définitivement au lit. En proie à une insomnie rebelle, il passe les nuits et les jours assis dans son lit; le plus petit effort devient pour lui un travail, tant la dyspnée s'établit intense; aussi ne parle-t-il que d'une voix entrecoupée, haletante; sa face exprime l'anxiété la plus vive, et sur le fond jaune pâle légèrement cireux, apparaissent de petites plaques violacées, congestives. A ce moment l'appétit est définitivement perdu, à peine peut-il prendre quelques gorgées de lait, la santé générale décline rapidement. Tantôt alors apparaissent des pneumonies (voy. obs. I), des pleurésies (voy. obs. XIII), qui emportent les malades, ou bien ils meurent brusquement (voy. obs. XVI).

Dans une autre série de cas, les malades meurent en proie à de véritables accès d'angine de poitrine. C'est ainsi que le malade, qui fait le sujet de l'observation XVII, succomba brutalement.

Il n'est que juste de faire remarquer que dans les deux cas auxquels nous faisons allusion, les malades étaient porteurs d'une grosse insuffisance aortique qui, d'ailleurs, avait été diagnostiquée; mais ils n'en étaient pas moins des myocarditiques. Nous pensons même qu'il y a là matière à recherches intéressantes et que c'est peut-être dans cette voie qu'on trouvera la raison d'être de ces morts subites dans la maladie de Corrigan. N'y a-t-il en effet, à tenir aucun compte des lésions du myocarde? et ne peut-on soupçonner que si un cœur dégénéré est frappé de syncope, cette dernière aura toute chance de se prolonger et d'amener conséquemment la mort.

Dans ce dernier stade de la maladie, on peut constater des souffles cardiaques, mais l'on remarquera qu'ils se produisent dans les dernières périodes de l'affection, faisant ainsi contraste avec la période d'état.

En résumé, on voit que la marche de la myocardite scléreuse hypertrophique primitive peut être ramenée à deux périodes.

Une première, que nous proposerions de nommer période de régularité, par opposition à la dernière ou d'asystolie.

Sans forcer le tableau, il nous semble exister en effet une différence assez tranchée entre le malade dont le cœur bat régulièrement et celui de l'asystolique, condamné au repos absolu et dont le cœur, à ce seul moment, peut présenter des irrégularités nombreuses.

PHYSIOLOGIE PATHOLOGIQUE.

L'explication des phénomènes que nous venons de décrire peut être fournie d'une façon assez facile, nous semble-t-il, et l'enchaînement des symptômes est assez graduel pour qu'il soit permis, sans forcer la logique, d'y voir la preuve certaine de l'augmentation progressive des lésions.

Les phénomènes du début, palpitations, essoufflement, doivent être mis sur le compte de l'innervation cardiaque probablement. Il est en effet, à peu près légitime de penser que les conditions d'innervation du myocarde doivent être changées, lorsqu'apparaissent, au milieu du muscle, les premiers points de sclérose, il réagit et traduit ce trouble par les palpitations. En ce qui concerne la douleur, l'explication nous paraît plus satisfaisante. Le cœur, insensible à l'état sain, souffre lorsqu'il est malade. Il ressemble à cet égard à une nombreuse catégorie d'organes, dont l'utérus est le type. Cette douleur trahit l'altération du myocarde ; mais à quoi peut-elle être rapportée ? Est-ce à une pléthore locale, à une fatigue douloureuse du muscle et de ses nerfs ? (Peter, *loc. cit.*) La réponse est douteuse. Quant à nous, nous inclinerions fort à croire à cette dernière cause et nous pensons que si la douleur du cinquième espace existe, elle est due à ce que la lésion atteint fréquemment ce point, et qu'au début la cirrhose doit déterminer autour d'elle, un travail inflammatoire, au milieu duquel sont compris les nerfs de la région ; plus tard au contraire, alors que l'élément conjonctif est devenu prépondérant et que les vaisseaux et les nerfs ont été remplacés par un tissu pathologique, il n'existe plus de douleur.

L'affaiblissement de la systole cardiaque, s'explique d'elle-même, si l'on se reporte aux altérations anatomiques. De même qu'un muscle en voie d'atrophie fournit un travail de moins en moins considérable, de même le myocarde devenu fibreux se contracte avec moins d'énergie.

Cependant il est un point qui nous embarrasse fort, une objection que nous nous adressons, certain qu'elle surgirait d'elle-même. Pourquoi les contractions cardiaques ne vont-elles pas sans cesse s'affaiblissant, à mesure que le myocarde disparaît ? Cela tient-il à cette hypertrophie compensatrice, décrite histologiquement, par MM. Debove, Letulle, et anatomiquement par la plupart des pathologistes.

En ce qui touche la régularité des systoles, une raison plausible est encore plus difficile à donner. Peut-être faut-il voir, dans ce fait, le résultat des localisations de la lésion.

Il résulte en effet de nos nombreuses investigations anatomiques, que la sclérose envahit rarement la région des ganglions intra-cardiaques ; or, tant que ceux-ci ne sont pas atteints par l'affection, le cœur continue à battre régulièrement, ce n'est que plus tard, que l'asystolie survient et nous verrons comment. Nous ne donnons cette interprétation pathogénique que sous la plus extrême réserve ; c'est en vain que nous avons tenté de la faire sortir du champ de l'hypothèse, en entreprenant une série de recherches sur les ganglions du cœur ; toutes ont été infructueuses. Un jour viendra où un anatomo-pathologiste sera plus heureux que nous, et pourra nous fournir une explication vraiment scientifique des troubles fonctionnels éprouvés par le cœur tant dans les affections valvulaires, que dans les affections parenchymateuses de l'organe.

L'augmentation de rapidité des systoles, résulte de ce que le cœur malade réagit; comme il fournit une somme de travail moins utile, puisqu'il bat avec moins d'énergie, il bat en revanche avec plus de rapidité, cette raison nous semble justifier ces symptômes.

Le pouls ne fait que traduire ces différents symptômes; à l'affaiblissement des systoles, à leur fréquence, correspond un pouls petit, fréquent et régulier comme l'est la contraction cardiaque. Lorsque ces divers signes sont réunis, nous avons vu que l'affection était véritablement constituée et qu'il survenait de la dilatation du cœur. Cette ectasie est due, sans aucun doute, au peu de résistance qu'offre le myocarde altéré et elle va sans cesse s'accusant à mesure que la maladie progresse; or, l'hypertrophie cardiaque suit la même voie, elle ne fait que traduire extérieurement ces phénomènes et c'est pour cela que cette hypertrophie revêt le caractère d'être progressive.

L'absence absolue de bruits de souffle résulte de ce fait hors de contestation, à savoir: l'intégrité absolue des appareils valvulaires.

Lorsque les piliers, les muscles papillaires (si souvent atteints par la lésion) ont subi des altérations de texture considérables, ils ne peuvent plus jouer leur rôle de muscles tenseurs et une insuffisance se produit, caractérisée par son souffle systolique. Ce n'est pas la seule raison de la production du souffle pendant le cours de la cirrhose cardiaque. Si l'ectasie est considérable, il s'en produira de même suivant un mécanisme trop connu pour que nous y insistions.

En ce qui concerne l'apparition brusque des congestions pulmonaires, il est légitime d'admettre, pense M. Rigal,

qu'une irritation émanée du cœur retentit sur le pneumo-
gatrique, et se traduit par des phénomènes de paralysie
vaso-motrice du côté des vaisseaux du poumon.

L'explication des phénomènes qui nous restent à examiner : œdème, anasarque, congestion hépatique, est bien
connue.

Ce sont les lois de l'hydraulique appliquées à la machine
animale et ce serait sortir de notre sujet que de répéter ce
qu'on a dit si souvent et si bien, concernant la pathogénie
de ces troubles circulatoires.

Reste l'explication de l'asystolie finale. En ce point nous
sommes en opposition ouverte avec la majorité des pathologistes ; nous pensons, en effet, pouvoir fournir une interprétation plus logique des phénomènes qui conduisent le
malade à cette défaite cardiaque qu'on nomme l'asystolie.
Dans le chapitre qui suit, nous exposons la théorie qui,
d'après nous, doit remplacer l'ancienne théorie de l'asystolie, en bien des points. Si nous l'appliquons aux lésions
valvulaires c'est que ces affections étant extrêmement fréquentes, on pourra très rapidement juger la valeur de notre
explication, mais tout ce que nous en disons s'applique
avec autant de force aux lésions du myocarde ; la lecture de
nos observations, démontre jusqu'à l'évidence, combien
sont changées les conditions fonctionnelles du muscle ; rien
d'étonnant donc à ce qu'il soit au dessous de sa tâche, c'est-
à-dire, à ce qu'il devienne asystolique lorsque les lésions
seront suffisamment avancées.

PATHOGÉNIE DE L'ASYSTOLIE. INFLUENCE DE LA CIRRHOSE CARDIAQUE SUR SA PRODUCTION.

Depuis Beau, qui le premier fixa d'une manière définitive l'asystolie, ce symptôme terminal des affections cardiaques a été étudié avec soin, et son ensemble symptômatique complètement élucidé.

MM. le D' Raynaud et le professeur Parrot, dans les articles des deux Dictionnaires, ont admirablement résumé les idées régnantes d'alors, et qui sont à la vérité celles d'aujourd'hui. Or, il nous semble (et cela n'est point une simple vue de l'esprit, comme nous en fournirons la preuve), que, dans l'asystolie, trouble fonctionnel par excellence, on n'a point assez tenu compte de l'influence capitale que doit exercer le myocarde sur ses troubles. Sans craindre de nous répéter, il faut bien avouer et redire, que la plupart des médecins en contemplation devant les troubles valvulaires, n'ont pas tenu un compte suffisant de l'élément musculaire. Beau, lui-même n'échappe pas à ce reproche, et en créant son mot d'asystolie, qui, traduit en langage courant ne peut signifier autre chose, qu'affaiblissement de la contraction cardiaque (quelque limite qu'on en donne), a laissé dans l'ombre l'influence dynamique et par conséquent de premier ordre du muscle. Ses continuateurs, Stokes en particulier, M. le professeur Parrot, ont adopté sa théorie absolument vraie ; mais qui n'est qu'un des chaînons de cet état morbide. Pour fixer les idées, jetons un coup d'œil rapide, sur la théorie élaguée de toute controverse.

Voici un mitral dont la valvule est insuffisante. Pendant un certain temps, l'oreillette s'hypertrophie et lutte ainsi contre l'augmentation de pression à laquelle elle est soumise; quelque idée qu'on admette, on sait que cette hypertrophie compensatrice ne l'est que pour un temps, et que vient un moment où l'équilibre est rompu, où l'asystolie entre en jeu. Quelle explication nous propose-t-on pour expliquer ces phénomènes? C'est, dit-on, parce que le cœur est au-dessous de sa tâche, qu'il est épuisé, qu'il se laisse dilater; il ne réagit plus, il est forcé ; mais encore un coup nous demanderons quelle est la cause mystérieuse qui fait que ce cœur qui a réagi si longtemps se laisse dilater. Ecoutons Stokes. « Les souffrances dépendant plus de l'état vital que de l'état physique des organes, tant qu'il y a équilibre entre l'état vital et l'état physique, la lésion est silencieuse; rompez l'équilibre, et l'asystolie survient. »

N'est-il pas permis de demander si, à l'heure actuelle, il est permis d'invoquer cet état vital? Sans vouloir entrer dans la discussion d'une doctrine beaucoup plus philosophique que médicale, quoiqu'on en ait, il est juste de substituer des faits précis, et à la place de cet être de raison inconnu, l'état vital, nous placerons l'état physique, c'est-à-dire pour parler le langage précis et scientifique, les transformations subies par l'organe. Or, nous avons prouvé, par nos observations et nos recherches histologiques, que le cœur subissait la transformation fibreuse dans la majorité des cas. Est-il rien de plus simple à expliquer que l'asystolie? Qu'on en juge.

Tant que l'élément musculaire est assez puissant pour lutter contre l'obstacle, il n'y a pas d'asystolie, c'est-à-dire que tant que les lésions dégénératrices sont faibles, le cœur se contracte, et la myocardite qui joue toujours son rôle dans les affections valvulaires passe à ce moment inaperçue. Mais les lésions, loin de revenir sur elles-mêmes progressent, chaque jour le myocarde devient plus insuffisant de par ses lésions anatomiques, et c'est seulement le jour où l'élément musculaire n'existe plus qu'en quantité insuffisante, que le moindre effort, la plus minime bronchite, suffisent pour rompre la compensation, l'asystolie est créée. Si les lésions scléreuses ou autres sont discrètes, le malade sous l'influence d'une diététique sévère pourra voir son cœur fonctionner à nouveau ; mais ainsi qu'on le sait, et les nombreux examens histologiques que nous avons faits nous l'ont surabondamment démontré, un jour vient où tout échoue, où l'asystolie devient chronique : ce même jour on peut assurer que la myocardite est chronique également ; le microscope en fournit la preuve incontestable.

En résumé, à la théorie de l'asystolie émise par Beau et rééditée de nos jours, nous croyons qu'il faut faire intervenir non comme un facteur secondaire, mais primordial, le myocarde ; et qu'on peut dire que la sclérose du myocarde est la cause principale de toute asystolie. Si donc nous osions traduire sous forme d'aphorisme dogmatique notre pensée, nous dirions : *Il n'y a pas d'asystolie sans cirrhose cardiaque.* Nous réservons bien évidemment les faits d'asystolie passagère dont les causes nous échappent, celles qui succèdent aux fatigues, aux impressions nerveuses et morales ; il n'y a là qu'un trouble fonctionnel, la raison anatomique nous est inconnue ; la nier serait une pétition de principes : mieux vaut avouer notre ignorance, et dire de ces asystolies qu'elles ressemblent à ces névralgies rebelles dans lesquelles cependant l'anatomie pathologique reste muette.

ETIOLOGIE.

Tandis qu'un assez grand nombre de matériaux a été
réuni sur les causes de la myocardite aiguë, on ne trouve
dans les auteurs aucune donnée précise sur la myocardite
chronique. Il est donc facile de comprendre que notre chapitre sera sujet à révision, puisque c'est simplement avec
nos matériaux qu'il nous faut établir les conditions étiologiques de la sclérose cardiaque.

Age. — L'âge semble exercer une influence avérée sur
le développement de la myocardite chronique ; et en
cela il résulte que de même que pour la généralité des processus scléreux, c'est dans le second terme de la vie que le
maximum de fréquence est atteint. D'après le relevé de nos
observations, c'est entre 40 et 75 ans, qu'est le maximum
de fréquence de la sclérose cardiaque.

Le tableau suivant, dressé tant à l'aide de nos observations qu'avec celles que nous avons pu collationner dans
les mémoires, bulletins et journaux, prouvera la réalité de
notre dire.

30 à 40 ans.	5 cas
40 à 50 ans.	3 cas
50 à 60 ans.	7 cas
60 à 75 ans.	8 cas

Il n'est que juste de remarquer que c'est une maladie de
l'âge avancé, car le relevé statistique de nos faits nous
donne pour la période comprise entre 60 et 75 ans un

nombre de cas équivalant à celui qui réunit les périodes de 40 à 60 ans. Il est vrai que la fréquence serait aussi considérable de 30 à 40 ans, mais nous pensons qu'il y a là un de ces hasards de statistique.

Sexe. — Lancereaux dit que sur 9 cas observés anatomiquement, il comptait 7 hommes et 2 femmes et que le plus jeune avait 44 ans et le plus âgé 65 ans.

Le *sexe* a une prédilection marquée pour l'homme, et nous verrons qu'ici comme bien souvent ce n'est point le sexe qui doit être incriminé, mais bien le « modus vivendi » différent du malade.

Alcoolisme. — En tête des causes déterminantes, et dont l'action ne nous semble pas niable, doit figurer l'alcoolisme (V. obs, I, II, IV, IX). Quoique déjà chargé de nombreux méfaits, nous n'hésitons pas à ranger au nombre des accidents les plus communs de l'alcoolisme chronique la dégénérescence fibreuse du cœur.

M. Parrot, à l'article Cardite (*loc. cit.*), donne le conseil de n'admettre qu'avec une extrême réserve cette cause. Cependant sur les 18 malades observés par nous, 16 étaient des alcooliques avérés et présentaient les symptômes les plus caractéristiques de cette intoxication. Faut-il voir dans cette réunion un cas fortuit ? nous ne le pensons pas.

Ne peut-on se demander en effet, pourquoi parmi tous les viscères de l'économie le cœur resterait indemne, alors que le foie, les reins, le système artériel réagissent si vivement sous l'influence de l'alcool ? C'est affaire de tissu, nous objectera-t-on, et de même que les muscles ne deviennent pas scléreux chez les alcooliques, le cœur, muscle, peut rester intact.

Pathogénie. — La réponse est facile, nous semble-t-il. D'abord il serait difficile de comprendre comment le sang d'un alcoolique aurait des propriétés nocives pour tel ou tel viscère, tandis que le cœur en contact perpétuel, incessant, avec ce sang intoxiqué, resterait intact. En ce qui concerne les muscles, outre que la question est encore dubitative au point de vue de la dégénérescence fibreuse, nous dirons que le cœur étant un muscle à part peut subir des troubles aussi spéciaux que le sont ses fonctions.

Nous inscrirons donc, sans crainte que les recherches ultérieures nous contredisent, l'*alcoolisme* au rang des causes déterminantes les plus actives. Nous nous sommes abstenus de rapporter tous les faits qui auraient pu être douteux, quoique des examens nombreux nous aient permis de penser que nous étions souvent en présence de sclérose cardiaque au début, et toujours ce sont des alcooliques avérés, (et l'on sait s'ils sont nombreux) qui nous ont fourni matière à observation.

Tabagisme. — Le tabagisme vient ensuite. Nous avouons ne pas savoir exactement sur quel plan il convient de mettre cette intoxication beaucoup plus rare, comme chacun sait, que la première. En effet, si l'usage du tabac est aujourd'hui presque universel, on sait que le tabagisme est rare. Cependant son influence dans l'espèce nous paraît incontestable. La belle observation (obs. II) si libéralement donnée par notre cher maître M. Rigal, est une preuve irrécusable de cette influence néfaste. Le sujet, femme, était une tabagique et elle succombait à une myocardite à marche rapide que la sagacité de notre maître découvrait, quoique

(1). Voy. Dict, des Soc. med. (Loc. cit.).

les symptômes de l'angor pectoris vinssent obscurcir ce diagnostic. Nous n'avons qu'une observation précise, aussi serions-nous bien empêchés de dire en quelle proportion l'intoxication par le tabac agit sur le myocarde. C'est un sujet de recherches faciles à faire à condition d'y mettre le temps.

Absinthisme. — Lancereaux, dans son article « Alcoolisme », est peu affirmatif, mais le même auteur, dans son Traité d'anatomie pathologique, signale implicitement cette cause, en notant l'absinthisme (Voy. obs. V). Cette myocardite aurait même pour lui un caractère anatomique, celui d'être disséminée.

Saturnisme. — Le saturnisme nous semble agir de même, quoique d'une façon moins active, cependant les observations IV, XV nous semblent des exemples probants de ce que nous avançons. Nous ne faisons que rappeler en passant la fréquence si connue de la néphrite interstitielle dans le cours de l'intoxication saturnine, l'hypertrophie cardiaque si constante dans ces cas, alors que le rein est peu altéré, et nous demandons s'il n'y a rien d'illogique à soupçonner que le sang, chargé des produits plombiques, agit sur la fibre musculaire cardiaque, comme il agit sur tant de viscères ; cela ne nous semble pas une simple vue de l'esprit, puisque nous en fournissons des preuves.

Après les intoxications viennent les diathèses dont l'influence, quoique moins nette, n'en est pas moins certaine pour quelques-unes.

Rhumatisme. — *Le rhumatisme* dont l'influence a été

si magistralement indiquée par Bouillaud, ne semble pas agir
sur la fibre cardiaque, autant que sur les séreuses, ainsi que
chacun sait. Cependant son influence est admise par certains auteurs. C'est ainsi que Lancereaux assigne à la myocardite rhumatismale comme caractère anatomique, d'être
circonscrite, par opposition à la myocardite alcoolique qui
est disséminée; cet auteur semble ne pas révoquer en doute
son influence. Notre savant et cher maître, le Dr Besnier,
dans sa monographie du « Rhumatisme », signale sans plus
s'y arrêter, le rhumatisme comme donnant lieu à de la
myocardite chronique. Pour notre part, nous n'avons pas
eu l'occasion de nous former une opinion à ce sujet, les cas
ne s'étant pas présentés à notre contrôle; en revanche notre
maître, M. Rigal (comm. orale) nous a dit posséder des faits
cliniques en faveur de cette observation, et il pense même
que c'est là une cause fréquente.

Goutte. — Il n'en est pas de même en ce qui concerne
la goutte, et quoique l'observation soit un peu complexe,
puisqu'il s'agit en somme d'un saturnin goutteux, l'influence
nocive de la goutte nous semble démontrée. (Obs. V.)

Diabète. — Le diabète possède une influence presque
certaine sur la production de la myocardite. M. Rigal a observé (comm. orale) dans sa clientèle 4 faits qui démontrent
d'une façon préremptoire l'influence de cette dyscrasie.

Il ne nous a été donné qu'une fois d'observer cette maladie
depuis que notre attention s'est portée sur la myocardite
chronique et la nécropsie nous a fait constater des lésions
caractéristiques. Dans la série des faits observés par notre
maître, une particularité intéressante à noter est que tous
ses diabétiques (et ils l'étaient à un haut degré, puisque la

quantité de sucre variait de 35 et 64 grammes), ne présentaient pas de polyurie.

Le nôtre, au contraire, était un cas de diabète gras avec polyurie considérable.

Ici finissent, pour l'instant tout au moins, les causes qui nous semblent produire d'une façon fréquente la myocardite.

Albuminurie. — Après elle, non pas pour la fréquence, mais pour l'importance, viennent d'autres dyscrasies en tête desquelles il faut placer l'albuminurie brightique, et en particulier celle de la néphrite interstitielle.

MM. Debove et Letulle (mémoire cité) ont mis en pleine lumière l'influence considérable de cette affection sur la production des lésions scléreuses du myocarde.

Athérome. — Sans revenir sur l'influence de l'âge, il nous faut noter cependant l'athérome, compagnon presque obligé de la sénilité, comme une cause efficiente de myocardite; les observations XIII, XIV prouvent la valeur de cette observation.

Syphilis. — La syphilis (Wirchow-Lancereaux), aurait une action certaine sur le cœur. Il est douteux que dès les premiers temps la syphilis soit capable de déterminer des lésions chroniques, c'est bien plutôt à la période tertiaire au moment de la production des gommes, que cette action s'exerce. Mais il n'y a là rien de propre à la syphilis. La gomme, tout comme une autre lésion, détermine autour d'elle des processus irritatifs dont l'aboutissant ultime est la production de foyers de sclérose, mais ce n'est pas en tant que diathèse qu'elle semble agir.

Pour terminer ce qui a trait à l'étiologie, nous dirons, quoique nous ne puissions en fournir de preuves certaines, que les maladies aiguës fébriles qui donnent lieu à la myocardite aiguë peuvent être la cause éloignée de la sclérose cardiaque, qui dans ce cas serait la suite d'une myocardite aiguë.

Grossesse. — Dans un cas observé il y a quelques jours, chez une jeune femme accouchée, nous avons soupçonné la grossesse de pouvoir produire sur le cœur des lésions scléreuses, mais le fait était trop douteux pour que nous puissions ici inscrire cette cause.

Affections valvulaires. — En terminant et pour obéir à l'ordre que nous nous sommes tracé, il nous faut noter les lésions valvulaires comme une cause de premier ordre. Mais ici la myocardite est secondaire, tandis que dans les autres cas elle était primitive, quoique ce mot soit mauvais. Nous voulons dire par là que la cause de la maladie cardiaque ne pouvait être incriminée dans une lésion viscérale ou artérielle, mais seulement dans le changement de la crase sanguine, que celui-ci fût le résultat d'une diathèse ou d'une intoxication. Nous dirons donc que la myocardite scléreuse hypertrophique reconnaît deux groupes de causes. Le premier formé par les diathèses (rhumatisme, goutte), les intoxications (plomb, tabac, alcool), les dyscrasies (diabète).

Le second consécutif, à des lésions viscéra les (néphrites interstitielles), vasculaires (athérome), parenchymateuses (tumeurs, gommes) et surtout à des lésions valvulaires.

En ce qui concerne cette dernière cause, les lésions aortiques nous ont paru amener d'une façon constante les lésions scléreuses du myocarde. Les lésions mitrales entraînent très fréquemment cette complication, mais la lésion est dans ces cas plus minime et toujours d'une observation plus difficile.

Nous avons omis de citer les anévrysmes du cœur, comme cause productive de la myocardite scléreuse, ce serait en effet une erreur, car la sclérose est la cause primordiale de l'anévrysme. Pelvet dans son remarquable travail a traité cette question sur laquelle nous n'insisterons pas.

DIAGNOSTIC

Le diagnostic de la cirrhose cardiaque est un des chapitres les plus difficiles de l'affection qui nous occupe. La plupart des auteurs ayant écrit incidemment sur la myocardite chronique déclarent en effet que c'est un problème insoluble. M. le professeur Parrot dans son article déjà cité arrive à cette conclusion. Cette affirmation nous semble erronée, et dans les deux observations placées en tête de ce mémoire, le diagnostic fut porté longtemps à l'avance par M. Rigal ; nous-même avons plusieurs fois diagnostiqué avec succès la cirrhose du cœur. Est-ce à dire, que ce soit là chose facile ? Certes non, mais il suffit que cela soit possible, pour expliquer la rédaction de ce chapitre.

Le diagnostic comprend deux parties distinctes.

Etablir par un ensemble de signes le diagnostic de la cirrhose cardiaque, puis remonter à la cause et conséquemment établir le genre de cette cirrhose, sa nature. Le premier point du problème est, sans contredit, le plus difficile, car de nombreuses affections simulent la myocardite chronique.

Symphyse cardiaque. — Au premier rang de celles-ci, et parmi celles qui donnent lieu aux plus grandes difficultés, nous signalerons la *symphyse cardiaque*. Cette affection présente en effet comme signes communs l'affaiblissement des systoles cardiaques, la petitesse du pouls, l'absence de tout bruit de souffle, fréquemment la douleur rétro-sternale, tous symptômes que nous rencontrons dans la cirrhose cardiaque.

Mais outre que les antécédents apprendront que le malade a été atteint antérieurement de rhumatisme articulaire ayant donné lieu à des symptômes cardiaques, qu'il portera quelquefois les traces évidentes de l'intervention médicale (vésicatoire, ventouses), outre ces renseignements la symphise cardiaque se traduit quelquefois par un retrait de la paroi thoracique (dépression systolique et soulèvement diastolique); enfin récemment (1), on a signalé le caractère métallique du second bruit comme un signe de haute valeur. (Voir *Journal d'Hayem*, t. XXXI, 1880.)

Péricardite. — *La péricardite avec épanchement*, s'accompagne, on le sait, des symptômes de la parésie cardiaque; elle pourrait donc faire errer le diagnostic.

Cependant si l'on remarque les circonstances étiologiques spéciales dans lesquelles survient la péricardite, la matité si spéciale dont elle s'accompagne dès que l'épanchement est un peu abondant, la possibilité de noyer la pointe du cœur en faisant asseoir le malade, la constatation fréquente de frottements antécédents, le diagnostic pourra être établi.

Ectasie cardiaque. — La *dilatation aiguë du cœur*, dont la symptomatologie peut se résumer en un mot, asystolie, se présente dans des conditions telles que le diagnostic peut et doit être fait le plus souvent. Fréquemment c'est dans le cours des affections chroniques ou aiguës du poumon qu'elle survient; le malade sera donc un asthmatique, un

(1) Reiss. Loc. cit.

bronchitique chronique, quelquefois un pneumonique. Il y aura là matière à renseignements précieux. Ces dilatations portant sur le cœur droit amènent bientôt une insuffisance tricuspidienne qui se traduit par un souffle systolique doux, à maximum droit ; or rien de semblable dans le cours de la cirrhose cardiaque. A la vérité, on peut rencontrer des souffles, mais ce n'est que tardivement, alors que depuis longtemps le malade présente des symptômes de cardiopathie évidente. Si l'on ne voit le malade qu'à la période d'asystolie, l'erreur sera difficile à éviter, mais nous demandons quelle erreur ne peut être commise en cette circonstance. Encore bien pourrait-on peut-être l'éviter en se souvenant des faits décrits par Beau sous la rubrique « Dilatation sans asystolie ». Ici alors signes de dilatation cardiaque, rapide et éphémère ; dans la cirrhose au contraire, signes d'hypertrophie progressive, lente et fixe. Cependant, il faut l'avouer pendant la période d'asystolie le diagnostic pourra être tenu en suspens. « Mais quand la cyanose, les phénomènes de l'asystolie surviennent de bonne heure, et sont d'emblée persistants, quand un examen minutieux ne révèle ni dans le cœur ni dans les vaisseaux, ni dans les poumons une lésion qui puisse rendre compte de la dilatation, la dégénérescence du myocarde en devient la cause la plus probable ; cette conclusion a son importance, cette forme d'ectasie étant la plus grave de toutes. » (Jaccoud in *Traité de Path. Int.* t. I, p. 611.)

Anévrysmes valvulaires. —Les *anévrysmes valvulaires* ont d'après Pelvet une symptomatologie suffisante pour les faire reconnaître. C'est d'après cet auteur que nous décrirons les signes de cette affection qu'il ne nous a pas été donné d'observer.

La douleur précordiale, très aiguë, survient brusquement et disparaît de même, elle siège à l'épigastre.

La matité cardiaque est transversale, mais le fait important et qui à lui seul permet de séparer cette affection de la cirrhose du cœur, c'est l'impulsion si énergique du cœur contrastant avec la faiblesse du pouls ; or nous savons que dans l'affection qui nous occupe, il y a parité entre le cœur et le pouls. Enfin fréquemment les bruits sont irréguliers, autre caractère distinctif.

Asystolie. — Nous avons réservé pour la fin le cas fréquent, où l'on est amené à examiner un individu à la période d'asystolie. Le tableau est bien connu, aussi ne nous arrêterons-nous pas à le retracer. Battements sourds, confus ; pouls petit, insensible, irrégulier ; faux pas du cœur, dyspnée intense ; congestion pulmonaire, œdème, anasarque, tels sont les signes que présente le malade.

Sur ce simple examen, il est déjà permis d'avoir des présomptions. Le pouls irrégulier, intermittent, doit faire rejeter a priori l'idée d'une myocardite scléreuse primitive ; cependant ce signe n'est pas absolu, nous avons observé personnellement des accidents semblables chez un myocarditique. La forme de congestion pulmonaire a bien encore son importance. L'asystolique valvulaire a surtout de la congestion double des bases ; le myocarditique a souvent de la congestion unilatérale et quelquefois du sommet. Les renseignements aideront le clinicien.

Souvent le malade sait qu'il est cardiaque, il a traversé une ou plusieurs crises semblables d'asystolie, il est ancien rhumatisant ; bref il permet de soupçonner la lésion valvulaire. L'auscultation à ce moment n'est d'aucun secours, mais vienne le moment où le malade soumis au repos et au régime approprié va retrouver un peu de calme, le cœur sa tonicité perdue, les souffles vont apparaître entraînant de par leur seule présence, le diagnostic. On voit donc qu'en somme le problème diagnostique pourra être résolu souvent, et restera douteux quelquefois.

Les caractères objectifs du pouls, les renseignements permettront, même en pleine période d'asystolie, de soupçonner l'affection. En dehors de l'état asystolique, le diagnostic sera affirmé quand la malade présentera avec la faiblesse des systoles et du pouls, l'absence de tout bruit de souffle en même temps qu'une hypertrophie moyenne. Si c'est un alcoolique ou un diathésique, ce sera presque une certitude. Nous n'insistons pas maintenant sur le diagnostic de l'existence de la myocardite scléreuse chez un valvulaire : cela étant inutile, car à nos yeux tout valvulaire asystolique est myocarditique. Le clinicien, après avoir résolu la première partie du diagnostic, doit se demander à quelle cause il faut remonter pour expliquer la présence de la cirrhose dans le muscle cardiaque.

Pour le dire de suite, c'est dans les antécédents du malade qu'il trouvera les données les plus importantes pour arriver à résoudre ce point. Le malade présente-t-il les signes de l'alcoolisme chronique (tremblement, pituites matinales, insomnie, congestion chronique du foie), il affirmera la cirrhose cardiaque d'origine alcoolique. A-t-il affaire au contraire à un homme âgé, présentant des artères dures, noueuses, sinueuses, polyurique depuis un certain temps, mais non albuminurique, il diagnostiquera une cirrhose cardiaque, d'origine athéromateuse. Est-il besoin d'ajouter, que fréquemment ce seront des causes complexes qui auront donné lieu à la production de la sclérose? Quoi de plus fréquent que de rencontrer l'athérome chez des individus relativement jeunes et présentant tous les signes de l'alcoolisme? Or dans ces cas, nulle difficulté, l'affection aura été produite par deux causes efficientes à savoir, l'acoolisme et l'athérome. Est-ce seulement dans les antécédents que le médecin peut puiser les éléments de son diagnostic? Nous ne le pensons pas. Tandis que la cirrhose cardiaque alcoolique présente une hypertrophie peu considérable, celle d'origine athéromateuse présente une hypertrophie cardiaque assez volumineuse, de plus elle est précédée très souvent de polyurie simple. L'auscultation enfin, dans ce dernier cas, fait souvent constater à la base l'existence d'un bruit clangoreux, qu'on ne retrouve pas dans la cirrhose alcoolique. La myocardite des brightiques ne pourra tenir en suspens le diagnostic, puisque le simple examen des urines lèvera tous les doutes. La polyurie et les caractères si connus de l'urine dans la néphrite interstitielle, la présence fréquente de dédoublement, le bruit de galop, les troubles gastriques, oculaires, feront reconnaître très facilement la cirrhose cardiaque d'origine rénale. Ici encore, l'hypertrophie cardiaque atteint des limites plus considérables que dans les affections décrites plus haut.

C'est encore par l'examen des urines que la myocardite diabétique pourra être affirmée; nous n'avons pas à indiquer les procédés d'analyse chimique qui sont monnaie courante, mais seulement à prévenir le médecin que la seule présence du sucre dans l'urine ne peut être suffisante pour affirmer la myocardite scléreuse diabétique, il faut être certain qu'il n'y a pas d'albumine; et que le diabète ne masque pas les signes d'une néphrite qui pourrait revendiquer pour elle aussi bien que le diabète, la production du tissu scléreux dans le parenchyme du cœur.

La goutte, affection rare dans le milieu où nous observons, se traduit ou par des manifestations articulaires ou par des lésions viscérales. Nulle difficulté dans le premier cas, car si chez un individu pourvu des symptômes de la cirrhose cardiaque, on observe, soit dans le présent ou le passé, des manifestations goutteuses franches, il ne restera plus qu'à éliminer les causes citées plus haut, pour pouvoir rapprocher de la goutte la myocardite. Il n'en va pas de même lorsque la goutte se traduit par des manifestations viscérales ou larvées. Ici, c'est l'examen patient des antécédents (dyspepsie), l'observation suivie longtemps qui permettra de rapporter à sa véritable cause l'affection. On ne devra point négliger la recherche du saturnisme, qui figure, comme on le sait, au premier plan des causes de la goutte. Le saturnisme, à lui seul, peut produire la sclérose cardiaque, et c'est la recherche des signes classiques de cette intoxication (liseré, coliques, etc.) qui établira le diagnostic de la cause.

Le tabagisme, dont nous n'avons observé qu'un seul cas, se traduit par des palpitations, des accès d'angine de poitrine ; aussi, quand un malade atteint de cirrhose cardiaque sera grand fumeur, s'il présente les accidents ordinaires de tabagisme, on pourra penser avec raison que la cause réside dans cet empoisonnement.

C'est dans ces cas qu'on peut voir souvent des phénomènes rapidement mortels et qui doivent être rapportés (v. obs. II) à des hémorrhagies siégeant dans l'intérieur même du myocarde.

Ces diverses causes éliminées, si l'on ne trouve aucune intoxication, ni diathèse, il faudra toujours penser à une affection valvulaire dont le souffle manque. En ce cas, très souvent on trouvera chez le malade des antécédents de rhumatisme articulaire aigu, ayant donné lieu à des accidents cardiaques, à des accès d'asystolie antérieurs ; le repos, la digitale, en donnant au cœur une force suffisante, feront reparaître le souffle ; du même coup, le diagnostic sera établi.

En résumé, la conduite à tenir pour affirmer la myocardite se résume ainsi : éliminer les affections qui peuvent la simuler ; ce résultat est obtenu par l'examen du cœur et du pouls.

Les antécédents, l'examen des urines et des autres viscères établiront le diagnostic du genre de myocardite.

PRONOSTIC.

Ce chapitre est, on le comprend sans peine, d'une brièveté
significative. La sclérose cardiaque est une maladie grave,
presque nécessairement mortelle. Le jour, en effet, ou une
notable portion du muscle cardiaque a subi la transformation fibreuse, on peut annoncer sans craindre de recevoir
un démenti, que la terminaison fatale approche. Lorsqu'au
contraire, la sclérose reste cantonnée dans un département
bien limité, la survie est possible très longtemps, et il n'est
pas douteux que l'examen de cœurs provenant d'individus
morts d'affections totalement différentes, ne révèle à l'ana-
tomiste la présence fréquente de foyers de sclérose qui
ont passé inaperçus durant la vie.

TRAITEMENT.

Les pages qui suivent apporteront au lecteur le triste
aveu de notre impuissance dans une affection organique
aussi grave.

Cela ne peut surprendre, puisque la myocardite chronique appartient à ce grand groupe des scléroses, dont l'a-
boutissant est la transformation fibreuse du viscère atteint.
Si donc l'hépatite scléreuse, le rein contracté, ne peuvent
guérir, quoi d'étonnant à ce que la cirrhose cardiaque
soit au-dessus des ressources de l'art? Si nous n'avons à
proposer aucun moyen thérapeutique certain, du moins
nous avons un ensemble de précautions de première importance.

L'hygiène et la diététique sont en effet les premiers adju-
vants de tout traitement. Le myocarditique devra mener
une vie tranquille, dégagée de tout souci moral, et de tout
effort physique. On ne le laissera pas pour cela confiné à la
chambre, il fera chaque jour de petites promenades. Son
alimentation sera choisie, et consistera surtout en aliments
de facile digestion, viandes rôties, légumes frais, poissons,
laitage.

Ici, il faut faire plus que de conseiller l'usage du lait, il
faut l'ordonner, car ce n'est plus un simple moyen de régime, mais bien un médicament.

Le malade sera donc soumis à l'usage du régime lacté,
régime exclusif s'il se peut. Les bienfaits obtenus par le
lait sont aujourd'hui bien connus et nous ne nous arrête-

rons pas à les redire; sous son influence *seule*, nous avons vu, à diverses reprises, disparaître les œdèmes, le cœur se régulariser, et le malade entrer en pleine convalescence. Si le malade montre trop de répugnance pour le régime lacté absolu, on le mettra au traitement mixte ; mais dans ce dernier cas il faut bien savoir que les résultats seront beaucoup moins satisfaisants et peut-être nuls.

Après la diététique que nous avons inscrite en tête du traitement, parce qu'à notre avis c'est elle qui fournit les meilleurs résultats, il convient de placer la thérapeutique appropriée, au premier rang de laquelle figure la digitale. Cette dernière, donnée à la dose de 0,20 à 0,30 centigrammes, produit en général de bons résultats. Cependant elle n'a point ici cette précision presque mathématique qu'elle revêt dans les affections mitrales, et sur laquelle notre excellent maître, M. le docteur Fernet, appelait notre attention.

Il faudra souvent continuer à administrer le médicament cinq ou six jours ; si la diurèse ne s'établit pas à cet instant, on ne pourra guère compter sur elle.

La caféine, agit dans le même sens, mais avec une énergie beaucoup moins grande ; aussi on ne peut attendre d'elle de bons résultats.

L'iodure de potassium nous a semblé donner d'heureux résultats. Faut-il attribuer cette amélioration à l'influence eupnéique du médicament, ou à l'action résolutive qu'on lui prête dans les processus scléreux ? Nous inclinerions fort vers la première hypothèse, car il nous semble bien douteux qu'un processus comme celui que nous décrivons puisse rétrograder.

Bien supérieur comme médicament respiratoire est la morphine ; aussi devra-t-on avoir recours aux injections sous-cutanées à la dose de un centigramme lorsque le malade sera dyspnéique.

M. Rigal a obtenu quelques bons effets en donnant le chloral en lavement chez des individus réfractaires à la morphine : ce moyen ne sera donc pas négligé. En ce qui concerne le traitement externe, ventouses, vésicatoires, révulsifs de toute espèce, on pourra les essayer, mais sans espérer aucun succès. Ce sera là un traitement « ad solamen mentis », non pas un traitement effectif.

On voit donc qu'en somme la thérapeutique de la cirrhose cardiaque est bien pauvre et que l'hygiène, les diététiques, ici comme en bon nombre de maladies, tiennent le premier rang. Nous résumerons donc ce chapitre en deux mots.

Régime lacté et morphine, tels sont les deux meilleurs moyens ; la digitale et l'iodure de potassium fournissent d'autre part quelques bons résultats durant les accès d'asystolie.

CONCLUSIONS.

1° Il existe une entité anatomo-pathologique, caractérisée par la prolifération du tissu conjonctif interstitiel du cœur qui amène l'atrophie de l'élément musculaire ; elle a donc droit de figurer dans le groupe des scléroses. Nous la nommons cirrhose hypertrophique du cœur. Elle justifie ce nom à un double point de vue : c'est une cirrhose, comme en témoigne l'anatomie pathologique, et une hypertrophie, comme le démontre la clinique.

2° Cette hypertrophie est moyenne. La sclérose est générale ou partielle, elle porte d'abord sur les piliers, la paroi interventriculaire, le cœur gauche est pris le premier, et à un degré toujours plus élevé que le droit.

3° Histologiquement, cette cirrhose est insulaire et vasculaire. C'est en effet autour des petites artères que se cantonne la lésion, et ce n'est que consécutivement à une endo-périartérite que se produit la sclérose du myocarde.

4° Cliniquement, la cirrhose du cœur se traduit par des symptômes permanents qui sont : 1° l'affaiblissement des systoles et du pouls coïncidant avec leur augmentation de fréquence et leur régularité ; 2° l'existence d'une hypertrophie cardiaque progressivement croissante ; 3° l'absence de tout bruit de souffle. Au nombre des symptômes inconstants, il faut ranger : la douleur du cinquième espace, l'arythmie, la polyurie, les dédoublements. Les accidents asystoliques ne se montrent que tardivement, et sont traversés par des congestions pulmonaires souvent unilatérales brusques et mobiles. La mort est la terminaison habituelle et survient en général dans les conditions de l'asystolie cardiaque si connue chez les valvulaires.

5° L'enchaînement de ces symptômes s'explique facilement par les changements de texture que subit le cœur, et c'est parce que le myocarde des individus atteints d'affections valvulaires présente les mêmes altérations que l'asystolie se montre identique.

La cirrhose du myocarde est la cause primordiale de l'asystolie.

6° Les causes dont l'influence pathogénique est certaine sont : l'alcoolisme, la néphrite interstitielle, le diabète, la goutte, peut-être le rhumatisme et l'athérome. Le saturnisme et le tabagisme ont une importance moins grande ; enfin et produisant la sclérose du myocarde d'une façon absolument certaine, nous citerons les affections valvulaires et surtout celles de l'orifice aortique.

7° Le diagnostic sera établi en se reportant aux signes rapportés plus haut.

Le pronostic est très grave, presque fatal.

8° Le traitement est surtout palliatif. Le régime lacté, la digitale, la morphine et l'iodure de potassium sont à peu près les seuls médicaments sur lesquels on puisse faire fonds.

OBSERVATIONS.

Observation I. (Voir Arch. de méd., août 1881.) — Myocardite scléreuse primitive; hypertrophie cardiaque sans lésions valvulaires.

Le nommé Canac, cocher âgé de 36 ans, entre, le 21 décembre 1879, salle Saint-Éloi, dans le service de M. Fernet qui est remplacé quatre jours après par le Dr Rigal. Le malade affirme n'avoir jamais eu de maladies avant son entrée à l'hôpital. Cependant il y a trois ans il est resté pendant un mois à Lariboisière, il ne sait ce qu'il a eu, mais il se souvient que son ventre était ballonné, qu'il avait de la fièvre, il sortit complètement guéri, dit-il, au bout d'un mois, les purgatifs ayant fait les frais de son traitement.

Il y a six semaines au moins, le malade fut pris de douleurs de ventre du côté droit, vers la région du foie, depuis lors cette douleur s'est accrue. Dès le début le ventre commença à se développer. Il a eu un peu de fièvre, dit-il, caractérisée par des alternatives de chaud et de froid ; pas de céphalée, peu de sommeil. Il y a un mois, la toux est apparue, suivie d'expectoration, avec gêne de la respiration qui a été toujours croissante. Pas d'hémoptysie, pas de palpitations.

Enfin, il y a huit jours, l'œdème des membres inférieurs s'est montré. En résumé il est arrêté depuis un mois, il n'a pu faire aucun travail, il a maigri, et sent ses forces l'abandonner chaque jour.

État actuel. — Fièvre modérée, 38°,2. Figure amaigrie. Teinte subictérique. Pommettes avec veinosités. Le malade est un alcoolique avéré, quoiqu'il présente peu de tremblement. Il buvait au minimum trois litres de vin par jour. Il a peu de sommeil, des céphalées fugaces, mais pas de cauchemars. Inappétence. Soif vive. Pas d'envie de vomir. Constipation habituelle. Ventre ballonné, zone sonore dans les parties supérieures et moyennes. Matité au niveau des flancs, fluctuation, ascite évidente.

Foie. — Douleur à la région de l'hypochondre droit. Le foie abaissé dépasse un peu le rebord des fausses côtes. Œdème très notable des jambes et des cuisses.

Juhel-Rénoy.

Urines rares, foncées, disque d'acide urique. Nuage d'albumine. Depuis huit jours, urines bien moins abondantes. Cette diminution de l'urine a coïncidé avec l'apparition de l'œdème des membres inférieurs.

Poumons. — Toux fréquente, respiration bruyante, oppression assez marquée, pas de points douloureux, voix enrouée, sonorité diminuée du côté droit en avant. Râles sous-crépitants dans toute la hauteur en avant et à droite, peut-être, avec prédominance au sommet. A gauche sonorité normale, râles moins nombreux, la plupart ronflants. En arrière même prédominance de râles humides à droite. Retentissement exagéré de la voix au sommet droit. Crachats muqueux. *Cœur : rien de net.*

Cette première partie de l'observation nous a été transmise par M. Leroux, interne du service, le diagnostic n'avait pu être précisé, on avait soupçonné une tuberculisation pulmonaire et péritonéale, mais avec des réserves.

Du 28 décembre au 4 janvier, la situation du malade reste à peu près la même, les symptômes dominants sont une oppression notable, particulièrement pendant la nuit; la tympanite, l'ascite et l'œdème des membres inférieurs, les phénomènes stéthoscopiques sont à peu près les mêmes, les urines sont rares, troubles, jumenteuses; leur quantité ne dépasse pas un demi-litre par jour.

Le diagnostic de maladie du cœur avait été porté dès les derniers jours de décembre, un examen plus précis et plus complet pratiqué le 4 janvier donna les résultats suivants : le *pouls est régulier, petit, faible,* dépressible, il indique une grande faiblesse des systoles cardiaques et bat 90 à 92 *fois* par minute environ. Le *choc de la pointe* du cœur se fait avec une si grande faiblesse qu'il est difficile de préciser son siège, un examen très attentif démontre qu'il a lieu dans le *cinquième espace* intercostal directement au-dessous du mamelon. La percussion corrobore les résultats fournis par la palpation et indique une augmentation de la matité précordiale particulièrement dans le sens vertical, elle s'étend du bord supérieur de la troisième côte au bord supérieur de la sixième transversalement, la matité commence au niveau du bord gauche du sternum en dedans, en dehors sa limite ne peut être précisée. Les bruits du cœur sont sourds, le premier bruit est surtout très affaibli. Malgré leur assourdissement, ces bruits sont superficiels, on les perçoit dans une large zone; ils ne sont masqués par aucun bruit pathologique, ni souffle, ni frottement; ils ne présentent également aucun dédoublement.

La dyspnée est modérée quand le malade reste immobile, mais elle est assez notable pour l'empêcher de garder la position horizontale et pour l'obliger à rester à demi-assis dans son lit.

L'examen de l'appareil respiratoire révèle seulement l'existence d'une diminution légère du son au niveau de la base des poumons en arrière et la présence de râles muqueux et ronflants disséminés dans toute l'étendue des poumons, mais prédominant dans les parties postéro-inférieures et particulièrement à droite. La toux est peu fréquente, l'expectoration presque nulle est constituée par quelques crachats muqueux.

Le foie est volumineux et son bord inférieur est à quatre travers de doigt au-dessous du rebord costal.

Le ventre est encore volumineux, mais cet excès de volume est dû à une tympanite; on ne trouve aucune trace de liquide ascétique dans le péritoine.

L'appétit est très médiocre, le malade s'alimente surtout avec des potages, du lait et du vin.

Les urines ne renferment pas d'albumine, elles sont médiocrement abondantes, 7 à 800 grammes.

L'œdème des membres inférieurs est inappréciable. Il n'existe aucune fièvre.

Le *diagnostic* porté après cet examen fut : *affection du cœur*, constituée par une *altération du myocarde*, *sans lésions valvulaires*. On prescrit le régime lacté et le repos absolu.

Du 4 au 17 janvier, des examens répétés donnent toujours les mêmes résultats ; on est toujours frappé par la faiblesse des contractions cardiaques et par l'absence de tout bruit cardiaque anormal. La dyspnée et le malaise général subissent quelques oscillations en bien et en mal.

Le 17. Le malade se plaint d'avoir le ventre ballonné et nous constatons une tympanite gastrique très accentuée.

Le 19. Le météorisme s'est étendu à tout l'abdomen, la dyspnée est plus forte. On prescrit 75 centigrammes de scammonée. Ce purgatif provoque plusieurs selles abondantes, le malade est soulagé, mais le soulagement ne persiste pas, le ballonnement du ventre et la dyspnée sont toujours très marqués.

Le 23. On note une diminution sensible dans la quantité des urines. Les congestions pulmonaire et hépatique paraissent rester au même degré. Les battements et les bruits du cœur sont toujours très affaiblis.

Malgré l'absence de toute arythmie, malgré le peu de fréquence des battements du cœur dont le nombre ne dépasse pas 96 par minute et en raison de la situation sérieuse du malade et de l'impuis-

sance du traitement jusqu'alors employé, on prescrit une infusion de
30 centigrammes de feuilles de digitale et on continue le régime
lacté.

Du 23 au 27 janvier, on constate les bons effets progressifs de la
digitale, le pouls tombe à 84, la diurèse s'accentue et arrive à donner
six litres et demi d'urines, la dyspnée s'épuise, la tympanite disparaît
et le malade accuse un bien-être considérable. On supprime la digitale le 27.

Les jours suivants l'amélioration se maintient ; trois à quatre litres
d'urine par jour.

Le 3 février, un examen du cœur donne les résultats suivants :
battements cardiaques plus forts et mieux frappés, le *choc de la pointe*
est perçu dans le cinquième espace intercostal, mais en *dehors du*
mamelon, à un centimètre environ du point où il était perçu un mois
auparavant, le 4 janvier, l'hypertrophie du cœur a donc augmenté. A.
l'auscultation on croit percevoir un prolongement du premier bruit,
mais ce phénomène est douteux. Le pouls est faible, dépressible,
régulier, à 84. Le diagnostic porté précédemment est maintenu, l'absence de toute lésion valvulaire paraît certaine et plus que jamais on
pense que toutes les lésions portent sur le myocarde.

Le 8. Il survient une double amygdalite avec fièvre ; un vomitif et
des gargarismes émollients, puis astringents déterminent une amélioration qui est suivie de la guérison de cette affection intercurrente
qui laisse le malade affaibli.

Le 11. On note une teinte subictérique des conjonctives et de la
peau, qui persiste les jours suivants.

Le 17. Le malade est moins bien, l'appétit est mauvais, la dyspnée
reparaît à un faible degré, la teinte subictérique est toujours très
manifeste.

Le foie toujours assez volumineux ne s'est pas tuméfié davantage.

A l'auscultation des poumons on entend des râles sous-crépitants
assez abondants au niveau des deux bases. Aucun changement notable
dans l'état du cœur, si ce n'est que les battements sont plus faibles.

Urines peu abondantes : un litre.

Le 19. Il est survenu spontanément une diurèse plus marquée
(2 litres). Pour l'accentuer on prescrit deux cuillerées de vin de scille.
Le malade suit un régime mixte par le lait et la viande.

Le 21. On supprime le vin de scille qui est mal toléré, et à cause
de l'anorexie et de la pâleur des tissus on prescrit quinze gouttes de
teinture de noix vomique et 0gr,40 de tartrate ferrico-potassique.

Le 25 février, le malade se sent mieux, il a plus de forces et plus d'appétit il demande à aller à Vincennes. Un dernier examen pratiqué avant son départ fait constater les mêmes phénomènes : l'augmentation de volume du cœur, la faiblesse des battements et l'absence de tout bruit anormal. L'œdème a disparu, le foie déborde encore légèrement le rebord costal, les urines sont encore assez abondantes, 1,800 à 2,000 grammes et non albumineuses. Malgré l'amélioration apparente, le pronostic paraît toujours très fâcheux, on pressent une attaque d'asystolie prochaine et on recommande au malade de garder le repos le plus complet s'il veut éviter une aggravation.

9 mars. Le malade rentre à l'hôpital apporté sur un brancard dans l'état le plus grave; il est sous le coup d'une attaque d'asystolie portée au plus haut degré. Il raconte qu'à Vincennes il restait levé pendant toute la journée et qu'il montait fréquemment les escaliers.

Trois jours après son arrivée, l'appétit se perd et les forces diminuent. Il y a quatre jours, la dyspnée se montre, progresse, et devient bientôt angoissante.

État actuel. — Le malade est cyanosé, les membres inférieurs sont le siège d'un œdème considérable. Le pouls est imperceptible, on ne sent aucune pulsation, ni à droite, ni à gauche. Pour retrouver les battements artériels, il faut placer le doigt sur l'artère humérale, on sent battre cette artère, mais si faiblement qu'on ne peut compter les pulsations.

Si on place la main sur la région précordiale, on constate avec surprise que les battements du cœur sont assez énergiques, on perçoit très nettement le choc de la pointe dans le cinquième espace intercostal en dehors du mamelon; il y a une discordance très marquée entre les battements du cœur et ceux du pouls.

Les bruits du cœur sont très sourds, particulièrement le premier bruit. Au niveau du bord gauche du sternum on perçoit un souffle systolique doux qui est rattaché à une insuffisance de la valvule tricuspide, on constate en effet un pouls veineux très net dans la jugulaire externe qui est distendue et des battements hépatiques.

Le foie déborde le rebord costal de trois travers de doigt. Le ventre est tuméfié et il existe une ascite peu considérable.

Les poumons sont le siège d'une congestion assez marquée qui est caractérisée par une diminution du son, un affaiblissement notable du murmure respiratoire et des râles ronflants et muqueux au niveau des parties postéro-inférieures du thorax. Vin, café, infusion de 0 gr. 30 de feuilles de digitale.

11 mars. L'état du malade s'est amélioré, l'oppression est moindre, le pouls est redevenu perceptible, les urines sont plus abondantes.

13 mars. Tous les phénomènes qui caractérisent l'insuffisance de la

valvule tricuspide ont disparu. Le pouls est plus fort, l'œdème diminue rapidement.

21 mars. On a cessé l'administration de la digitale depuis 4 jours, l'amélioration est considérable, l'œdème a tout à fait disparu ; l'oppression est très modérée. Le pouls est assez bien frappé, mais il présente encore quelques irrégularités ; la diurèse est abondante (1,800 gr.). Les bruits du cœur sont sourds et tumultueux ; on n'entend aucun bruit de souffle.

25 mars. Le mieux se maintient ; si le malade garde un repos complet, il respire facilement, mais la dyspnée reparaît au moindre mouvement. On entend très nettement un souffle systolique au niveau de la pointe du cœur, ce souffle n'a aucun caractère de rudesse.

Jusqu'au 15 avril le mieux se maintient.

15 avril. Bien que le malade ait gardé un repos presque complet, l'oppression, l'œdème des membres inférieurs et l'arythmie reparaissent. On prescrit de nouveau une infusion de digitale (0,30 centigrammes).

Le 14. La digitale n'a produit aucun des bons effets obtenus précédemment, tous les phénomènes de l'asystolie persistent, il s'y ajoute une congestion pulmonaire diffuse caractérisée par des râles sous-crépitants fins, disséminés et par un affaiblissement du murmure respiratoire. On entend toujours un souffle mitral systolique. Les battements du cœur sont toujours faibles, on perçoit très difficilement le choc de la pointe dans le cinquième espace intercostal.

Le 16. La situation s'aggrave. Le malade a eu une hémoptysie assez abondante. Le facies est altéré ; il s'est produit un état fébrile bien accentué. Pouls, 120 ; température, 39,2. L'auscultation du poumon révèle toujours les symptômes de congestion pulmonaire ; de plus on trouve dans la fosse sous-épineuse gauche une plaque de souffle bronchique dans une étendue de trois travers de doigt.

50 ventouses sèches. Potion de Todd.

Dans la soirée, nouvelle hémoptysie ; la plaque de souffle bronchique s'est étendue.

Le 17. La mort survient à deux heures après une longue période d'agitation et de dyspnée violente qui a obligé le malade à quitter son lit à plusieurs reprises.

AUTOPSIE LE 18 AVRIL. — *Poids des viscères* : *Cœur*, 615 grammes ; *rein droit*, 280 grammes ; *rein gauche*, 125 grammes ; *foie*, 2,030 grammes ; *rate*, 330 grammes ; *cerveau*, 1,480 grammes.

Ouverture du thorax. Liquide assez abondant dans la plèvre droite. A gauche pleurésie légère avec quelques adhérences au niveau du bord antérieur du poumon. L'abdomen contient une notable quantité de liquide ascitique.

Cœur. — Sur la face antérieure du cœur, au niveau de la partie moyenne du ventricule gauche, on aperçoit des plaques blanches laiteuses assez épaisses, de la largeur d'une pièce de 50 centimes.

Tout autour de cette plaque il y a un épaississement léger du péricarde. Cette lésion est une altération déjà très ancienne. Pas de liquide dans le péricarde, pas d'adhérences entre les deux feuillets.

Le cœur est très volumineux (615 grammes). L'hypertrophie porte particulièrement sur le ventricule gauche qui mesure 13 centimètres du sillon auriculo-ventriculaire à la pointe sur une largeur égale.

Oreillette gauche. — Parois assez épaisses, fermes. Elle ne paraît pas sensiblement dilatée. L'orifice mitral paraît au contraire très large, on y engage facilement trois doigts qui pénètrent jusqu'au milieu de la deuxième phalange.

Valvules aortiques. — Souples, absolument saines. La cavité du ventricule gauche est très large, très dilatée. Les valves de la valvule mitrale *souples, longues*, ne présentant comme seule altération qu'un certain degré d'épaississement et de sclérose très habituels avec quelques légères saillies verruqueuses sur le bord libre.

L'orifice mitral a une circonférence de 11 centimètres.

L'épaisseur des parois ventriculaires est de 14 centimètres. Sur l'endocarde des piliers et de la cloison interventriculaire on voit de nombreuses plaques laiteuses lisses mesurant un quart de millimètre d'épaisseur. Sur la paroi interventriculaire une de ces plaques laiteuses est très large et occupe presque toute la largeur de la cloison ; une section faite à son niveau montre que le tissu cardiaque est très ferme, très résistant ; il crie sous le couteau et dans certains points on voit une coloration blanchâtre sous forme de nodus ou de tractus qui indiquent un développement tout à fait anormal du tissu conjonctif ; cette paroi diffère complètement par sa consistance et sa couleur du reste du myocarde. Le tissu du myocarde dans le reste de l'étendue du ventricule gauche est lui-même très ferme et très résistant moins coloré, plus pâle qu'à l'état normal ; cette coloration gris cendré du myocarde est très apparente sur certains piliers qui soustendent la grande valve mitrale.

Ventricule droit. — Rien d'anormal, si ce n'est que la paroi du ventricule présente elle-même cette coloration légèrement grisâtre que nous signalions dans le ventricule gauche.

Rein gauche, 125 grammes. — On décortique facilement la capsule qui n'entraîne *aucune parcelle* du parenchyme rénal. Il est légèrement dur au doigt. A la coupe légère saillie des glomérules qui apparaissent sous forme de points rouges, les pyramides de Ferrein sont d'aspect un peu jaunâtre. La substance corticale ne présente aucune atrophie et à l'œil nu on peut éliminer d'emblée l'idée d'une néphrite interstitielle.

Le *rein droit* ne diffère du précédent que par son volume considérable : 280 grammes.

Foie. — Type de foie cardiaque, pâle, anémié. Adhérences considérables de la capsule de Glisson, qui est plissée, d'aspect cicatriciel. Consistance dure à la coupe, qui est celle de la cirrhose cardiaque commune. Dilatation considérable de la veine centrale du lobule.

Rate volumineuse, capsule ridée. Consistance ferme. Vaisseaux très dilatés à l'œil nu.

Poumons et plèvre. — *Poumon droit*, souple, crépitant au doigt, sommet emphysémateux. Pas de congestion.

Poumon gauche. — Volumineux, dense, carnifié. Au niveau du lobe inférieur, disposition lobulée contrastant par sa coloration rose avec celle des parties supérieures très congestionnées. Au niveau de la partie moyenne du même poumon, coupe de splénisation avec léger état granulé. Plonge au fond du liquide. Pneumonie à la période exsudative. Il s'échappe de toutes les petites bronches un liquide jaunâtre, spumeux, aéré.

Pas de traces d'infarctus : les plèvres sont peu atteintes, seule la gauche présente quelques adhérences récentes au niveau du foyer de broncho-pneumonie signalé. Légère quantité de liquide citrin, d'aspect séreux.

Vaisseaux. Aorte. — Pas d'athérome. Infiltration graisseuse des diverses tuniques qui sont molles et souples. Les radiales, les radio-palmaire et cubito-palmaire, les artères du cerveau ne présentent à la vue aucune lésion athéromateuse.

Cerveau. — Sinus gorgés de sang noir. En enlevant le cerveau il s'écoule des ventricules un liquide assez abondant. Consistance molle. Injection assez prononcée de la pie-mère. Substance cérébrale normale.

EXAMEN HISTOLOGIQUE. — *Cœur.* (fig. II.) Coupe du pilier gauche du ventricule gauche. On note à un faible grossissement une altération très étendue et qui semble diffuse, de nombreux îlots de forme irrégulière, dont le centre est formé par une artériole, se voient en divers points de la préparation. De loin en loin apparaissent comme perdus au milieu du tissu conjonctif, de rares faisceaux musculaires, les uns en apparence intacts, ceux qui sont le plus éloignés du vaisseau. À mesure qu'on se rapproche de ce dernier, il est facile de suivre l'enchaînement des lésions. C'est d'abord une atrophie minime, puis considérable, ne laissant plus voir qu'un faisceau, quelquefois la moitié d'un seul et aboutissant, comme phase ultime, à la destruction absolue; à sa place existe du tissu conjonctif.

Artères. — Elles sont le siége d'altérations multiples. La tunique externe a doublé de volume (périartérite) et l'endartère est le siége de petites végétations situées entre la partie interne du vaisseau et la lame élastique interne, de telle sorte que la lumière du vaisseau n'existe plus.

Paroi interventriculaire. — Lésions encore plus avancées. Les faisceaux musculaires ont disparu sur une grande partie de la coupe et ils sont remplacés par un tissu fibreux nettement fibrillaire. Cette sclérose s'étendait aussi au cœur droit.

Reins. — Sur le gros rein, congestion des capillaires, surtout au niveau des glomérules, la capsule n'est pas épaissie. Les tubes uriniféres sont dilatés, et l'épithélium a disparu en certains endroits, ils sont remplis de globules sanguins. Sur le petit rein, mêmes phénomènes, mais atténués en somme.

Rein cardiaque. — Pas de néphrite interstitielle.

Foie. — Type de cirrhose cardiaque.

Observation II. — Myocardite chronique chez une tabagique; accidents aigus, marche rapide. — Mort. — Hémorrhagie du myocarde.

(Cette observation, qui nous a été communiquée par notre maître le Dr Rigal, se trouve rapportée *in extenso* dans notre mémoire des *Archives*, nous la reproduisons ici sans annotation).

La nommée Pauline R..., âgée de 37 ans, entrée le 1er mars 1881, salle Sainte-Eulalie (lit n° 24) ne présente comme antécédents de famille que la goutte (sa mère ayant succombé à cette affection).

Personnellement, elle a eu une attaque de rhumatisme en 1870. A partir de cette époque la santé générale fut moins bonne, il y avait essoufflement, anhélation, dès qu'elle faisait une marche rapide. Depuis lors, à deux reprises, elle a eu une paralysie de la langue qui aurait duré cinq minutes chaque fois, laissant ensuite la langue indemne de tout trouble fonctionnel. Il y a six mois, l'état de fatigue, de malaise de la malade s'est aggravé. A cette époque sont apparus des nausées, des vomissements. Conjointement à ces symptômes, elle ressentait des palpitations violentes avec douleur à la région cardiaque ; enfin, il y a deux mois, la malade fut prise d'accès d'étouffements subits. Elle éprouvait à ce moment des douleurs qui partaient du cœur, montaient vers l'épaule et s'irradiaient dans le bras gauche ; ces sensations douloureuses s'accompagnaient d'un sentiment d'angoisse extrême, il est donc probable qu'elle éprouvait des accidents d'angine de poitrine.

Le médecin qui donna des soins à la malade à cette époque a bien voulu nous fournir quelques renseignements que nous transcrivons ici.

Il trouva la malade dans une chambre fréquentée par de nombreux fumeurs et se livrant elle-même à ce plaisir. Elle ne fumait pas moins de vingt cigarettes par jour. Cette femme, qui menait une vie désordonnée, nie toute habitude alcoolique, mais étant donnée sa manière de vivre, l'habitude qu'elle avait contractée du tabac, il est presque légitime de ne pas prendre en considération ces dénégations. A ce moment, la malade ressentait plusieurs fois par jour des phénomènes d'oppression, pendant l'intervalle desquels la santé était parfaite.

A l'auscultation, rien d'anormal. On ordonna du bromure de potassium, mais sans effet réel. Depuis huit jours, la malade n'avait pas eu d'accès, quand en rentrant chez elle, après avoir pris un bain, elle ressentit tout à coup un accès de suffocation épouvantable avec pâleur de la face et syncope. Deux heures après, le médecin qui vit la malade la trouva la figure pâle, le pouls imperceptible, en proie à une orthopnée considérable. Le cœur semblait battre normalement et régulièrement, mais ses battements étaient sourds et petits : 90. Le poumon gauche, dans sa moitié postéro-inférieure, est le siège d'une congestion intense ; quatre heures après, une nouvelle auscultation fit reconnaître que la congestion tenait tout le poumon droit.

L'asphyxie était presque imminente, la face cyanosée ; l'état général s'aggravant, on porta la malade à l'hôpital.

Le 2 mars. *État actuel.* — La malade reproduit le tableau exact de l'asystolique à la période ultime. Assise sur son lit, elle fait des respirations courtes répétées, la figure pâle, marbrée de plaques cyaniques, elle ne peut parler tant la gêne respiratoire est considérable. Il y a une légère infiltration œdémateuse des tissus, pas assez considérable cependant pour garder l'impression du doigt.

Cœur. — Les bruits du cœur sont sourds, sans autre modification. Malgré les recherches les plus attentives, on ne peut préciser le lieu où bat la pointe du cœur, d'ailleurs il existe une *douleur très vive*, augmentant par la pression, empêchant toute percussion.

Appareil pulmonaire. — Dans la moitié inférieure des deux poumons, râles fins et rares.

On pense à une angine de poitrine, compliquée de congestion pulmonaire d'origine nerveuse, par paralysie des vaso-moteurs.

Prescription. — Ventouses sèches en grand nombre. Piqûre de morphine.

Le 3. — Après l'injection morphinée il y a eu un peu de repos, et comme l'oppression se renouvelait, on a fait une seconde piqûre.

Le faciès est un peu meilleur ce matin; la malade répond faiblement aux questions posées.

Rien de nouveau au cœur. Le pouls se sent à gauche et non à droite; il est perceptible dans la crurale droite, très manifeste dans l'humérale du même côté.

Dyspnée intense, voix rauque, entrecoupée; même prescription qu'hier, si ce n'est qu'on ajoute une injection éthérée conditionnelle.

Le 4. Une injection d'éther pratiquée hier à midi a sensiblement remonté la malade; dans l'après-midi, injection de morphine qui amène un peu de sédation.

Ce matin, amélioration sensible; le visage est encore un peu altéré, cyanosé, mais les traits sont plus calmes, l'œil moins anxieux, l'angoisse respiratoire quoique très notable encore est supportable.

Le pouls est perceptible aux deux radiales; il est faible, régulier, donne 100 à 104 pulsations.

Auscultation cardiaque. — Pour la première fois, on peut ce matin pratiquer avec soin cette auscultation. Le fait dominant est l'affaiblissement du premier bruit.

Le bruit sigmoïdien est bien frappé et très net à la base et dans le lieu d'élection.

Le choc précordial est imperceptible et on ne peut déterminer l'endroit où bat la pointe, la pression la plus modérée déterminant une augmentation de la douleur.

Auscultation pulmonaire. — Respiration pure en arrière dans le tiers supérieur, un peu soufflante dans le tiers moyen; obscure et mêlée de râles sous-crépitants peu nombreux.

Le *foie* paraît être légèrement congestionné et dépasse de 0^m,03 le rebord costal.

Les membres ne présentent pas d'œdème appréciable.

En présence de cet ensemble clinique, M. Rigal pose le *diagnostic* de *myocardite scléreuse*, en faisant quelques réserves au sujet des accidents aigus survenus ces jours derniers.

Le 5. L'amélioration continue sous l'influence de la morphine. La malade a dormi, la figure est assez calme, mais la dyspnée persiste toujours considérable ; la malade ne peut rester qu'assise, et le moindre mouvement exaspère son angoisse. Les membres inférieurs sont un peu plus œdématiés, et le doigt laisse son empreinte.

Les bruits cardiaques sont un peu plus forts et aucun bruit anormal n'est perçu. Les battements sont toujours très réguliers mais imperceptibles à la main. Au niveau du tiers supérieur des poumons, la respiration est rude comme si la congestion se diffusait par en haut.

M. Rigal pose définitivement le diagnostic de myocardite scléreuse, et insiste sur le pronostic fâcheux à courte échéance.

Le 6. L'œdème augmente, il remonte jusqu'aux genoux ; cependant la malade se dit moins oppressée, la face est moins cyanosée ; il existe ce matin une teinte subictérique assez accusée. Pouls lent, régulier, perceptible des deux côtés. Les battements cardiaques sont appréciables, mais toujours même impossibilité de localiser la pointe.

Le 7. La dyspnée n'augmente pas : 38 respirations courtes ; on ne perçoit nettement le pouls qu'à droite ; il y a ce matin quelques irrégularités, rares d'ailleurs : 96. L'œdème des jambes augmente encore, faible tension des jugulaires.

Les bruits du cœur sont plus forts. Absence absolue de souffle. Le premier temps se prolonge du côté de l'épigastre, la pointe du cœur paraît battre dans le cinquième espace, sur la ligne mamelonnaire.

Le foie est toujours gros. Depuis hier, diarrhée abondante (9 à 10 selles). Même auscultation pulmonaire que le 5.

Traitement : Pot. { Diascordium / Bismuth } āā 4 grammes.
Injection de morphine.

Le 8. La malade, fort inquiète de son état, est en proie à une dyspnée considérable. L'œdème augmente malgré la persistance de la diarrhée.

Dans les poumons, ronflements et râles muqueux en arrière ; quelques râles trachéaux en avant.

Injection d'éther et de morphine.

Le 9. Aucun résultat n'a été produit par l'injection éthérée ; l'inquiétude de la malade ne fit qu'augmenter, et on arriva à une période d'excitation rapidement croissante. Elle devint loquace, parlant aux voisines, puis bientôt marmottant entre ses lèvres comme si elle se causait à elle-même ; vers 2 heures de l'après-midi elle sembla s'assoupir. Au bout de quelques instants elle fut prise de respiration stertoreuse, la face se cyanosa, et, à 6 heures du soir, elle rendait le dernier soupir.

Autopsie. — A l'ouverture du péricarde, deux cuillerées de liquide citrin ; pas de trace de péricardite.

Le *cœur* est volumineux et donne les mensurations suivantes :

De la pointe du ventricule gauche, à la base du ventricule droit 14 centimètres, et de l'origine de l'artère pulmonaire à la base du ventricule droit 11 centimètres.

L'hypertrophie du cœur porte un peu sur les deux ventricules et surtout sur le ventricule gauche.

Le cœur contient une grande quantité de sang qui remplit les deux cavités ; débarrassé de ces caillots, il pèse 325 grammes. Il est d'une consistance molle dans toute son étendue. L'aorte est dilatée, les valvules sont bien suffisantes, les valvules mitrale et tricuspide sont longues, minces, transparentes dans presque toute leur étendue, sauf quelques petits points. La cavité de l'oreillette gauche est manifestement élargie.

L'épaisseur des parois est, à la partie moyenne du ventricule gauche, de 11 millimètres, et il ne paraît pas y avoir d'hypertrophie de la paroi ventriculaire.

Entre les colonnes charnues des deux ventricules existent de petits caillots adhérents.

La cavité du ventricule droit est un peu dilatée ; sa paroi est divisée en deux parties, l'une est le tissu musculaire sans lésion apparente, la deuxième est composée de tissu musculaire infiltré de graisse ; la première couche a $0^m,006$, la deuxième épaisse de $0^m,004$. Les valvules sigmoïdes pulmonaires sont saines. L'artère pulmonaire est de volume normal. Les valvules sigmoïdes aortiques sont normales également. L'épaisseur de la cloison à la partie moyenne est de 11 millimètres, et le tissu est plus dur à la coupe que celui des parois ventriculaires ; elle présente une coloration blanc grisâtre.

L'aorte, mesurée à 2 centimètres au-dessus des valvules, présente un développement de 10 centim. et demi ; elle est athéromateuse. La dilatation porte surtout sur la crosse, car au-dessous le vaisseau reprend son volume normal et n'a que $0^m,04$ centimètres ; de plus, il est beaucoup moins athéromateux.

Poumons. — Les poumons présentent une congestion généralisée ; au sommet gauche on trouve de l'induration du sommet due à la tuberculose.

Reins. — De volume ordinaire, surface lisse à la coupe, congestion du réseau veineux ; un peu dur, aspect de rein cardiaque.

Rate. — Petite, dure, avec plaque de périsplénite.

Foie. — Volumineux, globuleux et présentant à la coupe l'apparence du foie muscade.

Histologie Pathologique. (Fig. I.) — *Coupe du pilier gauche du ventricule gauche*. — L'endocarde ne présente pas d'épaississement manifeste. A un dixième de millimètre environ au-dessous de la couche musculaire immédiatement sous-jacente, on voit que le myocarde a disparu. Il est converti en une sorte de tissu alvéolaire, ressemblant à la coupe d'un poumon de grenouille. En trois endroits différents apparaissent des *hémorrhagies*. L'une d'elles est si volumineuse qu'on la voit à l'œil nu. A un faible grossissement on peut s'assurer qu'elle résulte de la rupture d'une petite artériole dont le contenu a dissocié l'élément musculaire. Au centre du pilier existe une grande quantité de tissu conjonctif coloré en rose; à ce niveau, toutes traces de muscle font défaut. A un grossissement plus fort (obj. III) on peut résumer ainsi les lésions : Dégénérescence graisseuse partielle de l'endocarde. Intégrité absolue de la trame musculaire sous-jacente. Quant à l'état fenêtré de la fibre musculaire qui vient immédiatement au-dessous, il résulte de la disparition partielle en certains points, absolue en d'autres, de la trame musculaire. Seule la gaine conjonctive persiste ; c'est elle qui forme les travées des alvéoles que nous signalions.

Artères. — Presque toutes sont malades : les unes présentent de l'endartérite oblitérante complète, les autres un simple bourgeon partant de la lame élastique interne et obturant partiellement la lumière du vaisseau.

Rein. Hyperémie notable de la région corticale. Epaississement notable de l'enveloppe du glomérule : atrophie partielle de ces glomérules, et, en certains endroits, dégénérescence fibreuse complète dudit glomérule. Autour des tubes de Henle, un peu d'épaississement conjonctif. Rein cardiaque. L'examen du *foie* n'a pas été fait.

Observation III (personnelle, résumée). — *Myocardite scléreuse, d'origine inconnue*. — Marche rapide des accidents.

La nommée Adèle H..., âgée de 47 ans, blanchisseuse, entre, le 8 mai 1881, salle Sainte-Joséphine, lit n° 20 (service du Dr Fernet). Elle a été toujours bien portante, dit-elle ; cependant, depuis 1870, elle est un peu malade. Il y a dix ans, elle contracta une bronchite qui dura plusieurs mois. Depuis lors, elle fut sujette aux rhumes; chaque hiver elle toussait, et, en dehors de toute bronchite, elle avait un peu d'anhélation, la respiration courte. C'est une femme qui gagnait péniblement sa vie, se nourrissait mal. Elle affirme n'avoir jamais fait d'excès alcooliques. En résumé, dit-elle, « depuis dix ans je suis oppressée mais point malade. » Le reste de la santé était bon, les autres fonctions s'exécutaient d'une manière satisfaisante. Cependant, depuis un an, elle remarquait, et ce, à diverses reprises, que, lorsqu'elle se fatiguait, les jambes enflaient. Cet œdème disparaissait en une nuit; cependant, depuis trois semaines, il est fixe; l'oppression augmente, aussi demande-t-elle son admission à l'hôpital.

État actuel. — Malade présentant le tableau type de l'asystolie. Respirations fréquentes, brèves. Ailes du nez dilatées; cyanose du visage, des muqueuses, des extrémités; parole entrecoupée, haletante. Œdème considérable des membres inférieurs, prédominant aux pieds et aux jambes, mais remontant jusqu'à la racine des cuisses. Pas d'ascite.

Cœur. — Le choc de la pointe est impossible à préciser; les pulsations cardiaques sont à peine senties par la main appliquée à plat sur la région précordiale. A l'auscultation, battements sourds, précipités, aphones. Aucun souffle aux orifices.

Le *pouls* traduit fidèlement ces caractères : il est petit, dépressible, mais *parfaitement régulier.*

Poumons. — Exagération de la sonorité sous les clavicules. En arrière, son presque tympanique dans les deux tiers supérieurs. Sonorité normale aux bases.

Auscultation. — En avant, quelques râles sonores mêlés à des râles sous-crépitants fins. L'inspiration est très courte, l'expiration prolongée; mêmes signes en arrière.

Urines. — Faible quantité : 700 grammes. Pas traces d'albumine.

Le 12 mai. Persistance des mêmes signes. Régime lacté. Ventouses. Les bruits du cœur, toujours sourds, sont cependant assez nets pour qu'on puisse affirmer qu'il n'y a aucun bruit de souffle.

Le 15. Quantité des urines diminue : 600 grammes. L'oppression et la cyanose augmentent. L'œdème fait des progrès.

Le 20. Progression croissante de l'œdème qui remonte presque sur l'abdomen. Le pouls reste régulier, le cœur bat sous la cinquième côte; aucun souffle. En présence de ces symptômes, nous portons le diagnostic : *Myocardite scléreuse.*

Du 21 au 25. La malade va chaque jour plus mal; il y a presque de l'anurie (350 grammes). Congestion considérable des bases pulmonaires. Caféine : 0,50 centigrammes. Ventouses matin et soir. Todd.

Le 26. Aucun résultat. Urines très rares.

Le 27. On suspend la caféine et on donne 20 centigrammes d'infusion de digitale (feuilles). Aucun résultat.

Le soir. La cyanose est extrême, angoisse énorme, subdélirium. Faux pouls veineux. P. 140, peut-être quelques irrégularités.

Le 28. Dyspnée et cyanose de plus en plus grandes ; état semi-comateux.

La malade meurt le 29, à neuf heures du matin.

AUTOPSIE. — Cœur, 360 grammes. Une coupe pratiquée à l'amphithéâtre est suffisante pour démontrer à quel point la sclérose a envahi le myocarde. La lésion porte surtout sur les piliers et la paroi interventriculaire.

Foie muscade, dur, résistant à la coupe.

Reins. — D'aspect normaux, un peu de congestion de la substance corticale.

EXAMEN HISTOLOGIQUE. — Coupe d'un pilier du ventricule gauche. La sclérose a presque totalement envahi le muscle ; on ne trouve quelques traces de ce dernier qu'à la périphérie de la coupe, sous l'endocarde. Tout le reste est converti en tissu fibreux, d'apparence fibrillaire, ayant étouffé l'élément musculaire. Les artères ont presque entièrement disparu ; sur les limites de la préparation, là où la lésion est la moins avancée, on aperçoit quelques vestiges d'artérioles, toutes atteintes d'endartérite. Une coupe pratiquée au niveau de la paroi interventriculaire donne les mêmes résultats, mais ici le stade de la lésion est moins ancien.

Foie. — Légère dilatation de la veine centrale. Un peu de tissu conjonctif sous forme de tissu embryonnaire dans les espaces portes.

Reins. — Un grand nombre de coupes, démontre la parfaite intégrité de ce viscère. On n'y note que des lésions banales de congestion.

OBSERVATION IV (personnelle). — Alcoolisme ; goutte saturnine ; myocardite ; état typhoïde ; mort ; autopsie.

Le nommé Clariss... Jean, âgé de 37 ans, peintre en bâtiments, entré le 7 février 1881, salle Saint-Vincent, lit n° 22 (service du D' Fernet).

Père mort de pneumonie, sœur de tuberculose à 30 ans. Ni goutte, ni rhumatismes antécédents. A 15 ans fièvre intermittente. Il y a 4 ans, douleurs après un coup de froid, elles furent déclarées de nature rhumatismale à l'hôpital Beaujon où il fut soigné, 15 jours de durée. Depuis lors, douleurs vagues dans les articulations, mais n'ayant pas forcé le malade à s'aliter. Pendant la première attaque, le gros orteil a été pris, mais sans rougeur ni gonflement, dit-il.

Il y a environ trois semaines, il fut pris de douleurs dans les articulations tibio-tarsiennes, bientôt les genoux furent atteints à leur tour et le malade s'alita. Peu à peu, ces douleurs *cessèrent*, il put se lever, mais conserva de la raideur et de l'engourdissement dans les articulations. Il y a huit jours, les douleurs se sont montrées de nouveau aux mains d'abord, puis aux pieds.

8 février. — Les articulations tibio-tarsiennes sont gonflées, mais ni rougeur, ni chaleur, ni douleur ; c'est simplement un énorme œdème qui occupe le dos du pied et la région péri-malléolaire, le doigt y marque une empreinte profonde. Les deux genoux très peu douloureux sont le siège d'un épanchement notable. Le dos des mains est très œdématié, les premières articulations métacarpo-phalangiennes sont un peu rouges, mais on peut les faire mouvoir sans douleur. Le coude droit est un peu tuméfié.

Cœur. — Bruits très sourds, aucun souffle au niveau des orifices, faux pas de temps à autre ; contractions irrégulières. Pointe sous la cinquième côte. Matité transversale débordant de deux travers de doigt le bord droit du sternum.

Tube digestif. — Langue rouge, un peu saburrale. Soif intense, Anorexie. Selles normales.

Léger liséré bleuâtre des gencives, n'a jamais eu de colique saturnine. Tremblement considérable de la langue. Habitudes avouées d'alcoolisme chronique.

Sensibilité intacte.

Reins. — Urines en petite quantité très peu albumineuses.

Poumons. — Quelques râles sous-crépitants aux bases, avec absence de sonorité. T. 37,5.

Le 9. Se plaint de fourmillements dans les membres. A la base gauche (art. pulmonaire), souffle systolique très léger. Peu d'arythmie 37,8, soir 38,2, même état.

Le 10. Le gonflement a disparu en grande partie de toutes les articulations. Prolongement du souffle de la base dans les vaisseaux du cou. D'après l'évolution des accidents, œdème précédant les fluxions articulaires, M. le Dr Fernet pose le diagnostic : goutte saturnine.

Le 11. Nouvelles fluxions vers les articulations de la main gauche

Jubel-Rénoy.   7

Le dos de la main est de nouveau très empâté, avec de la rougeur articulaire. Signes de congestion pulmonaire intense. Facultés intellectuelles du malade très obtuses, faciès abruti. P. 96, T. 39.3, S. 38.6.

Le 12. Le gonflement et la rougeur se sont étendus à droite et ont envahi la main. Les articulations présentent l'aspect d'*engelures*, peu de douleur, mais il faut tenir compte dans cette appréciation de l'analgésie du malade qui est apathique, indolent. Amyosthénie considérable. Selles involontaires. T. 40.1.

Le 13. Diarrhée abondante, langue sèche, rouge, énorme gonflement de la main droite. L'hydarthrose du genou correspondant est revenue. Malade en plein état typhoïde. T. 39.4, sulf. de quinine, 0,50. Todd.

Le 14. Même état. La quantité d'albumine est considérable ce matin. Bruits du cœur sourds, mal frappés, irrégularités nombreuses, douleur à la pression sur la région précordiale.

Le 15. Dyspnée intense. Souffle au tiers inférieur du poumon droit, râles sous-crépitants généralisés. Assourdissement énorme des bruits cardiaques. Pouls petit, irrégulier, 112. T. 39.8.

Le 16. Disparition du souffle pulmonaire. T. 39.

Le 17. Dyspnée énorme sans rapport avec l'état du poumon, disparition des fluxions, injections éther ; régime lacté absolu. T. 39.2.

Le 19. L'état général s'aggrave chaque jour, le malade a l'aspect d'un typhique à la période d'état. Hébétude, somnolence, selles involontaires, langue sèche, tympanisme, adynamie profonde.

Le 23. Malade dans le coma. Meurt à 11 heures. T. 40.2.

AUTOPSIE. Cœur 430 grammes. Le péricarde renferme un demi-verre d'un liquide rougeâtre séro-sanguinolent.

Endocarde un peu injecté. Pas d'altération valvulaire.

Cœur mou, flasque, en diastole. Plaques laiteuses du péricarde viscéral.

Aorte de couleur jaunâtre avec quelques plaques d'athérome. A la coupe, pas de dégénérescence appréciable du myocarde, si ce n'est sur les piliers du ventricule droit, où la fibre est jaunâtre, d'aspect graisseux.

Reins. — De volume normaux, durs à la coupe, substance corticale un peu atrophiée, substance médullaire jaunâtre, d'aspect graisseux. La décortication se fait facilement, mais entraîne avec elle une légère portion de la substance corticale.

Foie. — Coupe de foie graisseux.

Poumons. — Les plèvres contiennent un peu de liquide, quelques fausses membranes à la base droite, quelques noyaux de broncho-pneumonie disséminés. Rate et cerveau normaux. Rien dans les articulations malades, pas de bouillie calcaire ou uratique. Rien dans l'intestin.

EXAMEN HISTOLOGIQUE. *Cœur. Coupe d'un pilier du vent. gauche.* (Fig III.) — Réplétion considérable des capillaires. Entre chaque faisceau musculaire, on voit un capillaire rempli de globules sanguins et en certains endroits il y a eu irruption dans le parenchyme de l'organe ; à ce niveau, les fibres musculaires sont dissociées et en voie de dégénérescence granulo-graisseuse. Enfin, en de très nombreux points, le myocarde a disparu pour faire place à du tissu conjonctif embryonnaire. Sur l'endocarde de ce pilier existe une grande plaque au-dessus de laquelle se trouve un tissu fibrillaire adulte ; à la périphérie dégénérescence graisseuse.

Artères. — Endartérite oblitérante et dégénérescence graisseuse de la tunique externe.

Foie. — La plupart des cellules sont troubles et infiltrés de graisse.

Reins. — Dégénérescence graisseuse manifeste de l'épithélium dans la branche montante de Henle.

OBSERVATION V (personnelle, résumée). — Diabète gras ; phthisie pulmonaire. Myocardite scléreuse. Mort. Autopsie.

La nommée Léonie R... entre à l'hôpital Saint-Antoine le 14 décembre 1879, dans le service du Dr Fernet. Nous la vîmes le 1er janvier. Elle appartenait au type du diabète gras, ses urines renfermaient 11 grammes de sucre par litre, et elle urinait 4 à 5 litres. Caverne du sommet gauche. En mars 1880, se trouvant assez bien, elle demande sa sortie ; et nous la perdons de vue jusqu'en mars 1881. A cette époque elle rentre à Lariboisière. Elle est toujours très obèse. Depuis quelque jours son oppression a très sensiblement augmenté. Nous constatons cependant que les lésions pulmonaire tout en étant considérables n'ont pas pris un développement tel qu'il puisse expliquer sa dyspnée. Le cœur présente des battements sourds. Impossible de limiter la pointe, soit à cause du peu d'intensité des battements cardiaques, ou de l'obésité de la malade. Aucun souffle aux orifices. Pouls régulier, mais remarquablement faible. Un soir la malade fut prise d'une violente oppression. Congestion pulmonaire droite du sommet ; malgré des révulsifs elle succombe.

Autopsie. — Outre les lésions pulmonaires, une hypertrophie considérable du foie, nous trouvons un cœur volumineux (565 gr.).

L'examen histologique donna les résultats suivants : sclérose considérable envahissant tous les piliers dans tous leurs points en certains endroits il n'y a plus trace de myocarde. (Fig. IV).

Artères. — Endatérite énorme, périartérite, avec diffusion à la périphérie du tissu fibreux qui s'irradie dans tous les interstices. En tous les points les plus petits vaisseaux sont oblitérés, en de nombreux endroits il n'y a plus ni vaisseaux, ni muscle, le tissu fibreux existe seul, parsemé de gouttelettes graisseuses.

OBSERVATION VI (Lancereaux et Lackelbaner, in Atlash.
d. An. path., p. 233).

Un homme adonné à l'absinthe, d'une bonne santé apparente, mais vraisemblablement essoufflé, succombe aux suites d'une fracture du crâne. Il a le cœur chargé de graisse et la paroi ventriculaire gauche parsemée de zones blanchâtres, fibreuses, sortes d'intersections musculaires, analogues à celles que présentent certains muscles à l'état normal.

Réflexions. — Telle est l'une des formes de la myocardite diffuse généralement suivie d'une dilatation de la cavité cardiaque correspondante.

OBSERVATION VII (Loc. cit., p. 236. Myocardite scléreuse ou proliférative).

Marchande de 69 ans (service de M. Gendron), présente tous les signes de l'asystolie cardiaque et succombe. Elle a le cœur volumineux, les cavités de cet organe sont dilatées et la paroi ventriculaire gauche indurée et injectée dans une partie de son étendue, renferme des cellules allongées, séparées par un tissu fibrillaire et des fibres musculaires atrophiées.

Réflexions. — Nous ne pouvons dire à quoi se rattache ce désordre, mais plusieurs fois nous l'avons vu coïncider avec le rhumatisme.

OBSERVATION VIII (Lancereaux, Loc. cit., p. 247).

D..., 56 ans, porteur d'eau, sans antécédents, entre à l'hôpital pour un œdème des jambes. Pouls large, faible, irrégulier, cœur volumineux, souffle systolique tout à fait à gauche et dans un faible étendue. Digitale sans effet. Le vin diurétique fait disparaître temporairement l'œdème, qui revient bientôt.

Accidents asystoliques et mort subite.

Autopsie. — Cœur hypertrophié, volumineux, très petite insuffisance mitrale. Parois musculaires épaissies, hypertrophiées, tissu ferme et coloré.

Réflexions. — Présenté par l'auteur comme une dilatation avec hypertrophie des deux cœurs, résultant des efforts musculaires du malade.

OBSERVATION IX (personnelle, résumée). — Alcoolisme aigu ;
myocardite aiguë ; myocardite scléreuse au début.

Alexandre A..., est apporté à l'hôpital Lariboisière (service du Dr Fernet) le 28 janvier 1881, en proie à un violent accès de délirium tremens. On nous dit que trois jours auparavant, il avait des douleurs articulaires, quand hier dans la nuit a éclaté le délire.

Au moment de son entrée, délire furieux loquacité extrême, cherche à s'échapper, sueurs profuses, hallucinations visuelles et peut-être auditives, car il se répand en injures. Aucune douleur, ni fluxions articulaires. Mort dans la nuit de l'entrée.

Autopsie. — Cerveau injecté, pas de lésions.

Cœur. — Pas d'hypertrophie apparente. Poids : 320 grammes ; valvules saines.

Foie. — Gras en tous les endroits.

Examen histologique. — Coupe d'un pilier. Foyers discrets de cirrhose, localisés autour des grosses veines et des petits artères. Lésion au début. Endophlébite légère.

Rein. — Congestionné, aucune lésion épithéliale ni conjonctive.

Foie. — Dégénérescence graisseuse étendue à tout l'organe, coupe brillante, réfringente, sous la capsule de Glisson. Quelques hémorrhagies.

Observation X (personnelle, résumée). — Alcoolisme chronique ; myocardite scléreuse.

Homme de 37 ans, maçon, alcoolique, entré au huitième jour d'une fièvre typhoïde bien caractérisée. Adynamie profonde. Battements du cœur tumultueux et sourds, quelques faux pas. P. 114 dépressible, fuyant.

Malgré les stimulants, les bains froids, il succombe avec un délire alcoolique très prononcé.

Autopsie. — Cœur 280 grammes, pas d'hypertrophie appréciable. Valvules saines. A la coupe des piliers on aperçoit à l'œil nu, des petits points blancs de la grosseur d'un grain de millet, qui sont des foyers de sclérose (voir plus bas).

Lésions de fièvre typhoïde au 14° ou 15e jour ; pas de perforation.

Examen histologique. *Pilier du ventricule gauche*. — Foyers confluents de sclérose, dont le centre est occupé par une petite artère ; ces foyers sont très étendus et occupent les points suivants : Au-dessous de l'endocarde du pilier, foyer de 1 millimètre environ, au centre de la préparation deux foyers confluents séparés seulement par quelques faisceaux musculaires, puis petits foyers disséminés.

Artères. — Siège d'une endartérite considérable, à tel point que la lumière du vaisseau a disparu. Périartérite intense, et dans le voisinage tissu fibreux à l'état adulte.

Observation XI (personnelle, résumée). — Alcoolisme chronique ; myocardite scléreuse.

Stanislas X..., 58 ans, concierge, entré le 5 février 1881, salle Saint-Vincent, n° 10 (service du Dr Fernet). Alcoolique avéré. (Pituites matinales ; insomnie ; hallucinations auditives ; tremblement des mains, de la langue), il se présente à l'hôpital pour une constipation datant de 3 jours et contre laquelle ont échoué de nombreux purgatifs. Il vomit presque constamment depuis lors des matières verdâtres.

Faciès énormément amaigri. Distension considérable de l'abdomen sous lequel se dessinent les anses intestinales.

Cœur. — Pointe au lieu d'élection, pas de bruits anormaux, rhythme régulier. Pouls lent, 58 ; athérome notable. Lavement forcé, glacé.

Les symptômes s'aggravent, pas de selles. Mort le 9.

Autopsie. — Étranglement intense par enroulement de l'intestin grêle sur le gros. Vessie renfermant 116 petits calculs.

Reins. — Petits, contractés, durs.

Cœur. — Légère hypertrophie (omission de la pesée), sur le pilier gauche énorme foyer de sclérose (gros grain de blé).

Foie. — De cirrhose alcoolique vulgaire.

Examen histologique. *Pilier gauche du ventricule gauche.* — Énorme foyer, bien exactement limité autour de son département vasculaire. Périartérite considérable. Les faisceaux musculaires ont disparu, à leur place tissu fibreux embryonnaire et adulte en d'autres endroits.

Rein. — Néphrite interstitielle légère.

Observation XII (personnelle, résumée). — Athérome, myocardite
scléreuse ; foyer musculaires d'athérome.

La nommée Catherine D..., âgée de 74 ans, entre le 12 mars 1881 salle Sainte-Joséphine, lit n° 22 (service du Dr Fernet). La malade n'a jamais été alitée et quoique d'un âge avancé, elle affirme n'avoir jamais eu la moindre indisposition. Il y a 3 mois, raconte-t-elle, elle s'exposa à un refroidissement, en couchant sur un matelas étendu sur le sol. Quelques jours après, douleurs lombaires, et gêne dans les mouvements de l'épaule gauche. Soumise à une misère profonde dans ces derniers temps, elle s'alimentait à peine, lorsqu'il y a un mois elle vit apparaître de l'œdème aux membres inférieurs, avec prédominance marquée à gauche ; elle s'affaiblit promptement, aussi vient-elle réclamer son admission à l'hôpital.

12 mars. Cachexie profonde, teinte pâle, amaigrissement colossal, faiblesse considérable, œdème des membres inférieurs ; un peu de dyspnée.

Cœur. — Pointe dans le cinquième espace, impulsion faible.

Auscultation. — Roulement confus, bruits extrêmement irréguliers, aucun souffle. Pouls inégal, irrégulier, faux-pas du cœur nombreux et profonds. Les artères ne sont pas athéromateuses.

Poumons. — Foyer de râles sous-crépitants, avec souffle au sommet gauche s'entendant en avant et en arrière; la malade d'autre part affirme ne tousser que depuis huit jours. T. ax. 38,4.

Les symptômes vont s'aggravant, la malade ne s'alimente pas et tombe dans le coma; mort le 18 mars.

Examen histologique. — Foyer d'athérome presque ossifié dans un pilier. Tout autour dégénérescence graisseuse du myocarde. Foyers de sclérose discrets.

OBSERVATION XIII (personnelle). — Myocardite chronique chez un alcoolique athéromateux, arythmie persistante.

Lemaître (Pierre), 61 ans, tonnelier entré le 15 janvier 1881, salle Saint-Vincent, service du D' Fernet. Cet homme n'a jamais été malade et ne présente dans ses antécédents personnels et héréditaires aucune diathèse. Il n'a jamais eu de rhumatisme, de syphilis, ni de goutte.

Tonnelier depuis 45 ans, il affirme n'avoir fait aucun excès alcoolique durant ce laps de temps. Venu du Havre à Paris, il y a 4 ans, il entra comme maître de chaix à Aubervilliers et là de son propre aveu il se mit à boire.

Cet homme fort intelligent, précise d'une manière nette le début de son affection. Dès la première année de sa venue à Paris, il se mit à absorber un minimum de 4 ou 5 litres de vin chaque jour, très rarement de l'eau de vie, de telle sorte qu'il n'était jamais en état d'ivresse, en raison de ces excès journaliers, il se trouvait ainsi soumis à l'alcoolisme chronique. Le début de la maladie a été marqué par une diurèse, qui le forçait à se relever plusieurs fois la nuit, cette polyurie date à l'heure actuelle de trois ans. Elle a été toujours augmentant et en était arrivée à ce point de troubler le sommeil du malade, tant elle était considérable. Tout à coup, il y a trois semaines, sans cause appréciable pour le malade, la quantité d'urine a subitement diminué, de l'œdème s'est montré aux membres inférieurs, la respiration est devenue courte et une dyspnée croissante s'est établie. Le moindre effort devenait impossible, et provoquait des palpitations cardiaques douloureuses et violentes; en même temps il ressentait une vive douleur dans l'hypochondre droit. Quoique s'étant mis au repos, cet état ne s'amendant pas, il demande son entrée à l'hôpital.

État actuel. — Homme d'apparence athlétique, ne mesurant pas moins de 1 m. 86 cent., masses musculaires énormes, le visage est cyanosé, anxieux, l'œil brillant, la parole entrecoupée, la dyspnée considérable. Les membres inférieurs sont distendus par un œdème considérable, son habitus extérieur est celui de l'asystolique habituel.

Cœur. Mensuration. — La pointe du cœur facilement appréciable bat au niveau du sixième espace intercostal un peu en dehors du mamelon. Le choc perçu est très inégal en intensité, tantôt à peine perceptible, tantôt très fort, énergique, rapide, saccadé. Si l'on vient à presser du bout du doigt à ce niveau, on développe une douleur très modérée. La matité transversale du cœur peut être évaluée comme suit :

Si l'on suppose une ligne transversale allant du deuxième espace intercostal gauche au deuxième espace droit, et commençant à 4 centimètres en dehors du bord gauche du sternum pour se prolonger à 9 cent. et demi en dehors du bord droit, chaque extrémité de cette ligne étant réunie au sixième espace intercostal en dehors de la ligne mamelonnaire où bat la pointe du cœur.

Auscultation. — Battements du cœur extrêmement inégaux, une pulsation forte, saccadée suivie d'une pulsation faible, avortée, puis deux ou trois rapides, presque aphones, de temps à autre survient une contraction d'une violence telle qu'elle donne l'impression d'une sorte de ruade du cœur. A aucun des orifices on ne perçoit de souffle, seul le deuxième bruit présente à la base au niveau de l'orifice aortique une résonnance métallique, sorte de bruit clangoreux bien appréciable. Pas de dédoublement de bruits.

Le *pouls* dénote un athérome considérable, l'artère est sinueuse, dure, roule sous le doigt. Les pulsations sont irrégulières en nombre et en intensité, en résumé arythmie considérable. Pas de pouls veineux, battements des carotides appréciables à la main.

Foie. — La région hypogastrique est douloureuse d'une façon générale. La percussion du viscère dénote une matité considérable, en effet le bord supérieur paraît limité par une ligne passant immédiatement au-dessous du mamelon, tandis que le bord inférieur est situé à trois travers de doigt du rebord costal.

Cette forte congestion hépatique doit être liée d'une part à l'alcoolisme antérieur du malade, d'autre part à son affection cardiaque.

Rein. — La quantité d'urine est aussi minime que possible, et le malade qui est polyurique dit-il, en temps ordinaire, n'urine pas plus de 300 à 400 grammes depuis cinq à six jours environ.

Les poumons sont le siège d'une double congestion qui se traduit au niveau des bases par l'absence presque complète de murmure respiratoire. Dans les 2/3 supérieurs, nombreux râles sous-crépitants mêlés de rhonchus sonores. Aussi la dyspnée est-elle très intense. Le malade présente l'attitude du cardiaque mitral à la période d'asystolie.

Assis dans son lit et soutenu par de nombreux oreillers, il fait des inspirations brèves et fréquentes, les ailes du nez dilatées, l'aspect extérieur angoissant. Le faciès est rouge, ardoisé, avec de nombreuses varicosités au niveau des pommettes. L'œdème considérable des membres inférieurs vient ajouter à la réalité de cette comparaison, c'est en somme un asystolique complet.

Au point de vue des fonctions digestives, l'anorexie est complète, la soif assez vive, la constipation absolue depuis quelques jours.

Traitement. — Régime lacté, ventouses sèches matin et soir.

18 janvier. — Après trois jours d'état stationnaire, pendant lesquels la dyspnée s'est calmée peu à peu, la diurèse s'établit très modérée d'après le dire du malade, quoique la quantité d'urine s'élève pour ce jour à 2 litres 570 grammes. L'urine est claire, un peu bouillon de veau, et ressemble par ses caractères extérieurs à celle de la néphrite interstitielle. L'examen par la chaleur, l'acide nitrique, ne décèle aucun précipité albumineux.

Le 20. Amélioration progressive. Diurèse 4,680 grammes. Toujours aucune trace d'albumine.

Battements du cœur toujours très irréguliers.

Le 25. La diurèse atteint à l'heure actuelle son maximum, dit le malade. La quantité d'urine rendue dans les 24 heures varie entre 5 et 6 litres, mesurée chaque jour par le malade au moyen du bocal gradué. L'urine présente d'une façon suivie les caractères décrits plus haut. Pâle, légèrement trouble, sans aucun dépôt, elle ne décèle aucune trace d'albumine, quoique l'examen des urines ait été quotidien.

Continuation du régime lacté, et des ventouses sèches lorsque le malade est oppressé.

On commence à administrer l'iodure de potassium à la dose d'un gramme.

1er février. Le malade se trouve beaucoup mieux, les œdèmes ont disparu, la respiration s'exécute plus facilement, il se lève et se promène, l'ascension des escaliers lui est toujours extrêmement pénible, et il se voit obligé de s'arrêter presque à chaque pas. L'auscultation fait reconnaître l'absence de tout bruit de souffle et l'arythmie règne toujours. Le pouls traduit extérieurement ces caractères. L'iodure de potassium est pris chaque jour à la dose de 2 grammes.

Demande à aller à Vincennes où il va le 9 février 1881 se trouvant très bien.

Sorti de l'hôpital le 9 avril après son second séjour il se remet au travail se trouvant assez bien portant.

Le 14 avril, l'oppression se manifeste de nouveau, à la suite de fatigues l'œdème des membres inférieurs réapparaît, et il a dit-il à cette époque ressenti des petits frissons, particulièrement le soir.

Le 15, l'état persiste en tout semblable, il nie avoir eu aucun point de côté.

Le 16, il rentre à l'hôpital avec un point de côté assez violent siégeant à droite au-dessous du mamelon.

État actuel. — Reproduction fidèle des deux attaques rapportées plus haut. Dyspnée intense, arythmie cardiaque considérable, absence de bruits de souffle, malgré des contractions fortes et lentes. Pouls inégal, irrégulier. La diurèse baisse, dit le malade, quoiqu'il urine encore de 3 à 4 litres. Dans la poitrine, quelques râles sonores dans les 2/3 supérieurs, obscurité considérable des bases.

Le 17 et le 18, la dyspnée augmente, sans que l'auscultation puisse fournir la raison de ce phénomène, le point de côté droit persiste, et à ce niveau, la respiration est comme saccadée.

Le 19, on constate à droite une matité considérable remontant en arrière jusqu'à la partie moyenne de la fosse sous-épineuse.

A l'auscultation, souffle doux, égophonie, transmission de la voix chuchotée. D'autre part, perte des vibrations thoraciques ; le diagnostic de pleurésie n'est donc pas douteux, malgré la rapidité avec laquelle l'épanchement s'est produit.

En même temps que cette pleurésie on note une diminution énorme dans la quantité des urines qui tombe à 1 litre.

Le 20. Grand vésicatoire à droite. Régime lacté. La quantité d'urine s'est encore abaissée ; aujourd'hui 520 grammes d'urine assez fortement concentrée. L'épanchement loin de diminuer augmente, matité absolue sous la clavicule ; dyspnée considérable.

Le 28. Thoracentèse. On retire 1,500 grammes de liquide citrin qui donne au repos un très petit caillot fibrineux, à l'œil nu pas de sang, ni de leucocytes.

Du 4 mai au 25 juin, 9 thoracentèses sont pratiquées, l'épanchement pleurétique se reproduisant rapidement, l'état général du malade fut à diverses reprises d'une gravité extrême, l'anxiété respiratoire atteignant son maximum. Cependant à partir de la fin de juin les phénomènes s'amendèrent définitivement.

L'infusion de feuilles de digitale, 20 centigrammes, amena une diurèse considérable et la disparition des œdèmes. Le malade malgré nos prières sortit de l'hôpital le 14 juillet, il avait encore une grande oppression dès qu'il marchait, l'arythmie cardiaque persistait ainsi que l'absence de souffle.

Nous avons revu le malade le 28 juillet, et son état était sensiblement pareil à celui qu'il présentait lors de sa sortie.

Observation XIV (personnelle, résumée). — Alcoolisme ; athérome ; myocardite chronique ; cirrhose rénale.

Le nommé X..., âgé de 70 ans entre le 20 février 1881, salle Saint-Vincent, n° 8. Cet homme, ancien marchand forain, ayant fait de nombreux excès alcooliques, est en proie à une dyspnée considérable depuis quelques semaines.

Etat actuel. — Anxiété respiratoire énorme ; parole entrecoupée, facies vultueux, asphyxie imminente.

Epanchement pleural du côté droit, et congestion pulmonaire intense à gauche, il aurait eu, dit-il, un point de côté à gauche il y a cinq semaines et depuis lors de la fièvre.

Cœur. — Battements du cœur sourds, très vites, aussi est-il impossible d'affirmer s'il existe ou non quelque souffle valvulaire. Pouls inégal, irrégulier, assez plein, artère un peu athéromateuse. Vésicatoire droit.

Le 22 janvier. Le côté gauche semble être également le siège d'un épanchement. Dyspnée toujours considérable. Pas d'albumine dans l'urine.

Le 26. La dyspnée augmentant, on fait la thoracentèse, qui donne issue à 1 litre et demi de liquide citrin (côté droit).

Le 28. Malade à l'agonie, orthopnée, subdelirium, mort.

Autopsie. — Pleurésie hémorrhagique de deux litres à gauche, à droite il n'y a plus que des fausses membranes.

Reins. — Un peu durs, quelques kystes à la surface.

Cœur. — 280 grammes, rien aux valvules, myocarde sain à l'œil nu. Quelques plaques d'athérome à la crosse.

Examen histologique. — Sclérose localisée autour des artérioles, atrophie de la fibre musculaire à ce niveau ; hémorrhagies punctiformes du myocarde.

Reins. — Cirrhose au début.

OBSERVATION XV (personnelle). — Alcoolisme ; athérome ; myocardite chronique ; cirrhose du foie et des reins. *Rétrécissement aortique.*

La nommée Marie B..., 57 ans, blanchisseuse, entre à l'hôpital Lariboisière le 12 janvier 1881, salle Sainte-Joséphine, (service du Dr Fernet), pour une oppression à laquelle elle est sujette depuis de longs mois.

Comme antécédents maladifs, un rhumatisme il y a quatre ans, ayant duré trois semaines, puis l'an dernier, un ictère pour lequel elle entra dans le service, ictère attribué à une colique hépatique. Cette femme très obèse présente tous les attributs de l'alcoolisme que d'ailleurs elle ne songe pas à nier. Facies couperosé, voix éraillée, tremblement considérable de la langue, des membres supérieurs, pituites matinales.

État actuel. — La malade est en proie à une anxiété respiratoire des plus grandes ; assise dans son lit, elle fait des inspirations courtes et fréquentes, le visage est cyanosé, refroidissement périphérique, œdème généralisé.

Cœur. — La pointe bat dans le sixième espace, tandis que la matité transversale commence à 2 centimètres en dehors du bord droit du sternum et se prolonge à gauche à 12 centimètres au moins en dehors du bord gauche. Dilatation considérable. Aucun souffle perceptible, mouvements du cœur précipités, faux pas, inégalité des contractions. Pouls petit, arythmique, faux pouls veineux.

Urine en petite quantité, sanglante d'aspect, pas d'albumine.

Il est impossible de préciser la limite inférieure du foie à cause d'une ascite assez considérable, la pression à ce niveau est douloureuse.

Le 14. On distingue peut-être un bruit de souffle systolique à la mitrale ; mais comme d'autre part il en existe un autre à la base au niveau de l'aorte, n'est-ce qu'un souffle de propagation ?

Régime lacté. Ventouses sèches.

Le 22. L'œdème ne diminue pas, et la malade se plaint d'un malaise général, avec fièvre intense. T. 40.

Le 23. Apparition d'un érysipèle facial. Todd, pot. éther 2 grammes.

Le 25. L'érysipèle se propage au cuir chevelu, l'état général est très grave, adynamie profonde.

Le 27. Malade à l'agonie, aucune modification du cœur, morte le 28 janvier.

AUTOPSIE. — Cœur considérablement hypertrophié. Poids 615 grammes. Plaques d'athérome au niveau de la crosse ; valvules aortiques suffisantes, mais siège d'un *rétrécissement notable*. Rien à la mitrale.

Dilatation considérable du cœur droit.

Résistance du myocarde lorsqu'on le coupe.

Foie. — Type de foie cirrhotique, avec de nombreux points en lesquels le parenchyme est en pleine régression.

Reins. — Fortement congestionnés, de volume normal, sans lésions à l'œil nu.

EXAMEN HISTOLOGIQUE. — *Cœur.* — Foyers diffus de cirrhose, dans les piliers du ventricule gauche. L'endocarde de ces piliers est épaissi, et présente à sa surface des plaques blanches d'aspect athéromateux.

A un très faible grossissement, on remarque des lésions considérables. En certains endroits il n'y a plus trace de muscle ; il est remplacé par un tissu embryonnaire au milieu duquel se remarquent des granulations graisseuses d'aspect brillant. Sur la partie supérieure de la préparation se voit une artère atteinte d'endartérite complète, absolue ; la lumière du vaisseau n'existe plus. Faible periartérite de voisinage. (Fig. V.)

Sur les piliers du ventricule droit, l'altération est à son début.

Reins. — Congestion considérable, tubulhématie générale, pas de lésions épithéliales certaines.

Foie. — Lésions de la cirrhose annulaire vulgaire avec de nombreuses cellules en voie de regression granulo-graisseuse.

OBSERVATION XVI (personnelle, résumée). — Alcoolisme. Saturnisme. Insuffisance aortique. Mort subite. Lésions du myocarde.

Compositeur d'imprimerie, 58 ans, ayant eu une attaque de colique saturnine il y a dix ans. Pas d'autres maladies. Depuis plus de six mois il est sujet à des palpitations et à de l'essoufflement. Depuis deux mois ses jambes sont œdématiées légèrement ; alcoolique de son propre aveu.

État actuel. — Battements de cœur tumultueux ; impossible de distinguer s'il existe un souffle. Pouls un peu bondissant, mais inégal, intermittent.

A gauche, léger épanchement pleurétique.

Congestion chronique du foie, un peu d'ascite.

Urines faiblement albumineuses.

Le 10 mars, quatre jours après l'entrée, alors que le malade allait mieux, et qu'on avait pu noter un souffle diastolique au niveau de l'aorte, mort subite.

AUTOPSIE. — Hypertrophie cardiaque moyenne : 480 grammes. Insuffisance aortique considérable. Myocarde sain à la vue.

Foie cardiaque et cirrhotique.

Reins normaux à l'œil nu.

EXAMEN HISTOLOGIQUE. — Lésions des petites artères (periartérite légère). A leur voisinage on remarque de petites bandes de tissu conjonctif qui s'irradient dans le muscle cardiaque. Sous l'endocarde un peu épaissie existe un léger foyer de sclérose.

Foie de cirrhose annulaire, typique.

Reins. — Congestion de la substance corticale.

Rien autre chose à signaler ; les épithéliums sont sains et le tissu conjonctif ne paraît pas avoir proliféré.

OBSERVATION XVII (communiquée par notre excellent collégue et ami A. Mathieu, interne des hôpitaux).

Lem..., (Mélanie), 70 ans, couturière, entrée le 10 février 1881, salle Sainte-Marie, service du Dr Proust.

Aucune maladie avant le mois de janvier de la présente année. A ce moment, elle fut prise brusquement dans la rue, d'étouffements et de dyspnée ; conjointement à ces symptômes, elle ressentit au niveau de la région précordiale une douleur vive qui s'irradiait dans le bras gauche jusqu'à l'articulation du coude, puis palpitations, angoisse très grande, pâleur de la face, état syncopal d'une durée de vingt à trente minutes.

Au sortir de cette crise, sensation de brisement, de courbature, surtout dans l'épaule gauche et le bras correspondant. La veille et l'avant-veille de son entrée à l'hôpital, elle a eu deux accès d'angine de poitrine.

État actuel. — Dyspnée considérable, lèvres violacées, refroidissement périphérique. Dans les deux tiers des poumons, de chaque côté, râles sous-crépitants nombreux.

Choc du cœur assez violent, régulier, mais sourd, lointain.

Pas de bruits anormaux. — De temps à autre on entend peut-être un dédoublement du premier bruit.

Pouls, petit, égal des deux côtés. Battement dans les carotides.

Percussion montrant une matité cardiaque très étendue. Pointe difficile à déterminer, sentie vers la ligne axillaire et battant dans le sixième espace intercostal.

Mais, cela ne laisse pas que d'être difficile, la matité cardiaque étant en partie marquée par une lame pulmonaire. Aucun signe d'anévrysme, ni tumeur, ni foyer d'expansion. A la base, au foyer aortique, bruits éclatants, pas de souffle non plus que sur tout le trajet de la crosse.

Foie. — Déborde les fausses côtes d'environ deux travers de doigt. Douleur à la percussion et à la palpation au niveau de cette région.

Urines. — Rares. Léger nuage albumineux. Un peu de gonflement des malléoles.

La malade reste juste un mois dans le même état, avec des crises d'angine de poitrine assez fréquentes et meurt le 10 mars, à la suite d'une crise plus violente.

Autopsie. — Femme obèse. *Cœur* très volumineux ; poids : 740 gr. Hypertrophie générale, mais très manifeste sur le ventricule gauche ; aussi le ventricule droit semble-t-il un petit appendice. Surcharge graisseuse à la base. Valvules saines à droite. A gauche, quelques petites plaques blanches athéromateuses sur la valvule mitrale et à l'insertion des sigmoïdes.

Aorte. — Parois minces, résistantes, plaques d'athérome confluentes, mais peu élevées ; aussi le vaisseau présente-t-il une rigidité considérable.

Artères rénales dures, rigides, quelques plaques athéromateuses.

Rein gauche très atrophié, capsule adhérente, surface non bossuée. Coupe. Dureté et résistance considérables. La substance corticale a presque entièrement disparu ; une grande partie est réduite à l'état de mince couche qui atteint à peine un centimètre d'épaisseur entre la base des pyramides et la capsule du rein. Petits points brillants et saillants dans la substance corticale.

Rein droit. — Plus volumineux ; même aspect, présente un gros kyste (œuf de poule) plein de cholestérine en paillettes à une de ses extrémités.

Foie muscade, volumineux.

Rate. — Grosse, molle, très friable.

Poumons. — Congestion énorme des bases.

EXAMEN HISTOLOGIQUE. — *Cœur.* — La sclérose est à son dernier degré ; les piliers cardiaques n'ont du muscle que l'apparence. Une coupe pratiquée à leur partie moyenne montre une cirrhose complète et sur laquelle il est impossible de suivre le début de la lésion.

Foie. — Dilatation de la veine centrale du lobule, et déformation des cellules adjacentes ; quelques bandes roses de tissu conjonctif.

Rein. — Atrophie considérable de la substance corticale. Dilatation énorme des tubuli. Périartérite intense. Lésions du tissu conjonctif, déjà fort avancées. Néphrite interstitielle évidente.

OBSERVATION XVII (personnelle). — Néphrite interstitielle. Myocardite scléreuse. — Mort.

La nommée Dalgo... (Fanny), âgée de 74 ans, entre le 8 janvier 1881, salle Sainte-Joséphine, lit n° 22 (service du Dr Fernet).

Cette malade est sujette, nous dit-elle, depuis huit ans, à des palpitations cardiaques qui reviennent à l'occasion du plus petit effort, et qui, dans ces derniers temps, se reproduisaient en l'absence de toute cause appréciable.

Depuis cinq à six ans, elle serait polyurique, dit-elle, forcée qu'elle est de se relever plusieurs fois la nuit pour uriner. Enfin, il y a trois semaines, la toux à laquelle elle est sujette depuis longtemps, s'est fortement accusée, et c'est là ce qui lui fait demander son admission à l'hôpital.

État actuel. — Cyanose considérable de la face et des extrémités ; dyspnée intense ; l'asphyxie semble imminente.

Anasarque généralisée, prédominante aux membres inférieurs ; ascite de moyenne intensité.

Cœur. — L'auscultation du cœur est impossible à cause des râles extraordinairement nombreux et sonores qui remplissent la poitrine ; les battements du cœur sont tumultueux.

Pouls fréquent : 130, 140, un peu irrégulier.

Poumons. — Partout, en avant et en arrière, râles sous-crépitants nombreux, mélangés de rhonchus sonores.

Peu de sonorité à la percussion. Congestion intense entée sur une bronchite généralisée.

Juhel-Rénoy.   8

Foie. — Congestion hépatique intense qui se révèle par la matité et la douleur au niveau de la région hépatique.

Traitement. — Ipéca, ventouses sèches.

Le 12 janvier. L'oppression diminue sensiblement, quoique la respiration soit soufflante en arrière dans toute l'étendue des deux tiers inférieurs des poumons droit et gauche. C'est un souffle à timbre doux, simulant le souffle pleurétique ; il y a néanmoins persistance des vibrations thoraciques et absence d'égophonie. Lorsque la malade suspend sa respiration, on note l'absence de tout bruit de souffle, quoique la contraction cardiaque se montre manifestement intense. Seul le rythme cardiaque est défectueux ; quelquefois dédoublement du premier bruit, rappelant le bruit de galop, mais surtout irrégularités nombreuses.

Le 21. Après des alternatives diverses de dépression cardiaque et de relèvement, grâce aux stimulants diffusibles : caféine, éther en injection sous-cutanée, acétate d'ammoniaque, ventouses sèches quotidiennes ; la malade se trouve mieux. Au niveau du sein gauche, siège d'un eczema intertrégineux, se développe une petite plaque de gangrène.

Le 23. L'état général s'est subitement aggravé. La bronchite s'étend de nouveau, et la dyspnée est telle que la malade ne peut plus parler d'une façon intelligible.

Le 26. Morte en pleine asystolie.

Autopsie. — Rein atrophié : 40 grammes. Kystique. — Histologiquement : Néphrite interstitielle au dernier degré.

Cœur. — Foyers de sclérose discrets, localisés autour des artères. Le rein a certainement été atteint bien avant le cœur.

Observation XVIII (communiquée par mon excellent collègue et ami Broussin, interne des hôpitaux).

Malade envoyé chez le Dr Siredey par le Dr Laborde, avec le diagnostic cardiopathie et encéphalopathie.

Examen du cœur, négatif à l'entrée. Albumine abondante, troubles visuels ; on porte le diagnostic : néphrite, urémie. Aurait eu antérieurement des attaques épileptiformes.

Fin janvier 1881, attaque épileptiforme, localisée au côté gauche ; depuis lors, fièvre continue, parésie faciale, et mort dans le coma ; on pense à une tumeur centrale. Malade niait tout alcoolisme et syphilis antérieurs.

Autopsie. — Cœur 565 grammes. Hypertrophie portant sur le ventricule gauche.

Examen histologique. — *Rein*. — Néphrite interstitielle assez avancée.

Cœur. — Foyers de sclérose discrets, cantonnés autour des vaisseaux. La lésion était certainement de date plus ancienne dans le rein

TABLE DES MATIÈRES.

Explication de la Planche I.

Fig.I. Vue générale d'un pilier du Ventricule gauche.
(Alcoolisme, Tabagisme?)
a a a La Sclérose au début, cantonnée autour des
artérioles $\frac{1}{20}$

Fig.II. Pilier du Ventricule gauche (Alcoolisme chronique
a a a Tissu fibreux adulte
b b b Fibres musculaires atrophiées $\frac{1}{20}$

Planche II.

Fig.III. Coupe de la Paroi interventriculaire gauche.
(Alcoolisme, goutte saturnine)
a a Tissu fibreux adulte — b. Atrophie incomplète
c. Atrophie minime — d. Fibres musculaires

Fig.IV. Paroi interventriculaire gauche (Diabete)
a. Début de l'Atrophie musculaire — b. Stade plus
avancé — c. Disparition absolue des faisceaux musculaires. $\frac{1}{60}$

Fig.V. Coupe d'une artère de la paroi interventriculaire.
a. Lame élastique interne — b. Bourgeon qui en nait
c. Quelques faisceaux musculaires atrophiés.

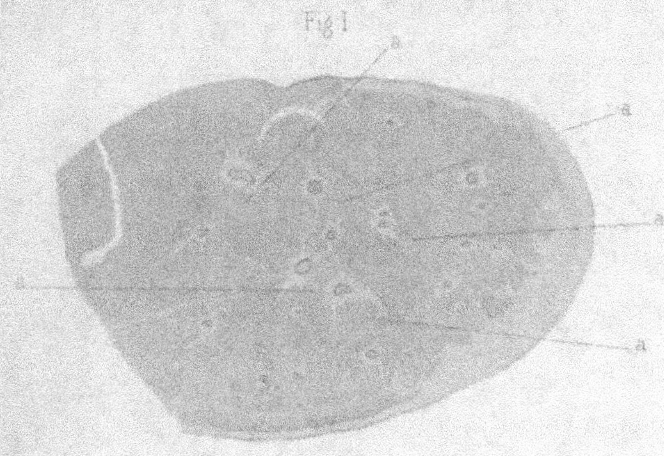

Fig I

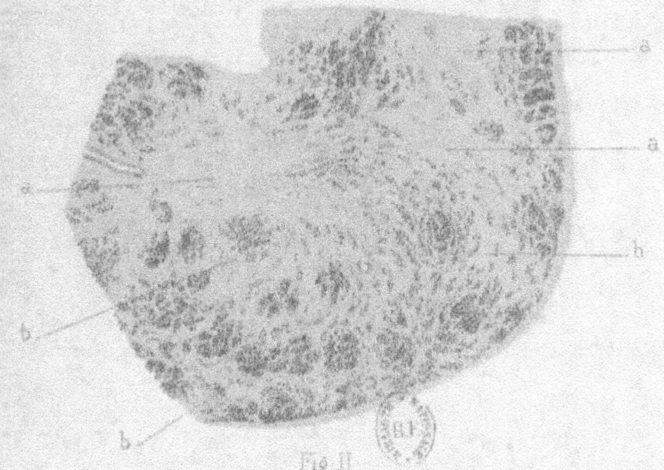

Fig II

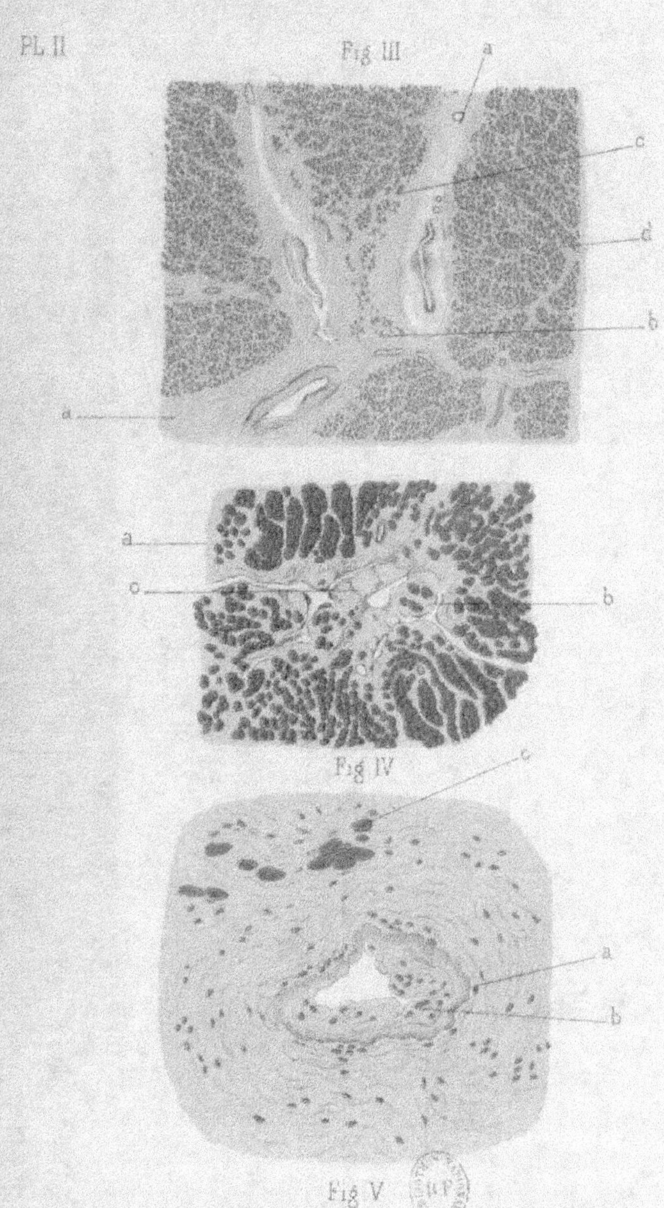

Imp Lemercier & Cie r.de Seine 57 Paris

9 782329 235738